Smagsfulde Langsomme Retter

En Rejse gennem Verden af Langtidskogning

Karl Madsen

Indeks

Nem stegt kylling med Geoffs sauce

INGREDIENSER

- 1 stegt kylling
- salt og peber

FORBEREDELSE

1. Vi renser simpelthen kyllingen, vasker den og putter den i gryden. Tilsæt en knivspids salt og en knivspids peber. Lad være på høj i cirka 6 timer.

2. Når vi tager det færdige produkt ud, dræner vi den resterende saft i en kop, dækker med aluminiumsfolie og sætter den i fryseren i cirka en halv time. Dette størkner alt fedtet i toppen af koppen. Vi skraber dette og tilføjer den resterende bouillon til saucen.

Kylling med ananas og ingefær

INGREDIENSER

• 4-5 udbenede kyllingebryst i tern (ca. 3/4 tomme)

• 1 bundt grønne løg med omkring 3 tommer grønne blade skåret i 1/2-tommers skiver

• 1 dåse (8 oz) knust ananas, udrænet

• 1 spsk finthakket krystalliseret ingefær

• 2 spsk citronsaft

• 2 spsk sojasovs (lavt natriumindhold)

• 3 spiseskefulde rørsukker eller honning

• 1/2 tsk hvidløgspulver

FORBEREDELSE

1. Kombiner alle ingredienser i slowcooker; læg låg på og lad det simre i 6-8 timer. Server over ris eller flade nudler.

2. Serverer 4.

græsk kylling

INGREDIENSER

- 4 til 6 kyllingebryst uden skind
- 1 liter. dåse (15 oz) tomatsauce
- 1 dåse (14,5 oz) tomater i tern med juice
- 1 dåse champignon i skiver
- 1 dåse (4 ounce) modne oliven i skiver
- 2 fed hvidløg, hakket
- 1 spsk. citronsaft
- 1 tsk. tørrede oregano blade
- 1/2 kop hakket løg
- 1/2 sek. tør hvidvin (valgfrit)
- 2 kopper varme kogte ris
- Salt efter smag

FORBEREDELSE

1. Vask kyllingen og dup tør. Bages ved 350° i cirka 30 minutter. Imens kombineres alle andre ingredienser (undtagen ris). Skær kyllingen i tern og tilsæt den til saucen; læg låg på og lad det simre i 4 til 5 timer. Server kylling og sauce med varme kogte ris.

2. Serverer 4 til 6.

hawaiianske spisepinde

INGREDIENSER

- 12 kyllingelår
- 1 kop tomatsauce
- 1 kop pakket mørk brun farin
- 1/2 kop sojasovs
- revet frisk ingefær, 1 spsk
- et stænk sesamfrøolie

FORBEREDELSE

1. Dæk til og kog ved svag varme i cirka 8 timer. Server over hvide ris.
2. Hahaha!
3. Kyllingelår Opskrift Delt af LeRoy og Nitz Dawg!

Urtekylling med grøntsager

INGREDIENSER

- 3 til 4 pund kyllingestykker
- 1 1/2 til 2 kopper frosne eller dåse små hele løg, drænet
- 2 kopper hele babygulerødder
- 2 mellemstore kartofler, skåret i 1-tommers stykker
- 1 1/2 dl hønsebouillon
- 2 mellemstore selleristængler, skåret i 2-tommers stykker
- 2 skiver bacon, skåret i tern
- 1 laurbærblad
- 1/4 tsk tørret timian
- 1/4 tsk sort peber
- 1/4 kop hakket frisk persille
- 2 spsk hakket frisk estragon eller 1 tsk tørret estragon
- 1 tsk citronskal
- 2 spsk frisk citronsaft
- 1/2 tsk salt, eller efter smag

FORBEREDELSE

1. Kombiner kylling, løg, gulerødder, kartofler, bouillon, selleri, bacon, laurbærblade, timian og peber i en langsom komfur. Sæt på lav varme og kog i 8 til 10 timer.

2. Sæt til side.

3. Fjern kylling og grøntsager til en varm tallerken med en hulske. Dæk med film og hold varmt. Dræn og fjern overskydende fedt. Tilsæt persille, estragon, citronskal og saft sammen med salt efter smag; Hæld kyllingen og grøntsagerne over.

Urtekylling med vilde ris

INGREDIENSER

- 1 til 1 1/2 pund kyllingenuggets eller udbenede kyllingebrysthalvdele
- 6 til 8 ounce skivede svampe
- 1 spiseskefuld vegetabilsk olie
- 2 eller 3 skiver smuldret bacon eller 2 spsk ægte baconstykker
- 1 tsk smør
- 1 æske (6 oz.) Uncle Bens (kyllingsmag) langkornet og vilde ris
- 1 dåse fløde-, urte- eller naturlig hønsebouillon
- 1 kop vand
- 1 tsk urteblanding, såsom fine urter eller en blanding af dine favoritter; persille, timian, estragon mv.

FORBEREDELSE

1. Sauter kyllingestykker og svampe i olie og smør, indtil kyllingen er let brunet. Placer bacon i bunden af en 3 1/2 til 5-quart langsom komfur. Læg risene ovenpå baconen. Krydderipakkebog. Placer kylling bud over ris; Hvis du bruger kyllingebryst, så skær dem i strimler eller tern. Hæld suppen over kyllingen, og tilsæt derefter vandet. Top med ingredienser og drys med urteblanding. Dæk til og kog på LAV i 5 1/2 - 6 1/2 time, eller indtil risene er møre (ikke grødet).

2. Serverer 4 til 6.

Honning ingefær kylling

INGREDIENSER

- 3 pund kyllingebryst uden skind
- 1 1/4 tommer frisk ingefærrod, skrællet og finthakket
- 2 fed hvidløg, hakket
- 1/2 kop sojasovs
- 1/2 kop honning
- 3 spsk tør sherry
- 2 spsk majsstivelse blandet med 2 spsk vand

FORBEREDELSE

1. Kom ingefær, hvidløg, sojasovs, honning og sherry i en lille skål. Dyp kyllingestykker i sauce; læg kyllingestykker i en langsom komfur; hæld den resterende sauce over det hele. Dæk til og kog på LAV i cirka 6 timer.

2. Fjern kyllingen fra den varme serveringsplade og hæld væskerne i stegepanden eller stegepanden. Bring i kog og fortsæt med at simre i 3 til 4 minutter for at reducere lidt. Pisk majsstivelse i sauceblandingen.

3. Kog ved svag varme, indtil det er tyknet. Hæld noget af saucen over kyllingen og purér resten.

4. Server kylling med varme ris.

Grillet kylling med honning og søde kartofler

INGREDIENSER

• 3 kopper skrællede og skåret søde kartofler, ca. 2 mellemstore til store søde kartofler

• 1 dåse (8 oz) ananas i saft, udrænet

• 1/2 kop hønsebouillon

• 1/4 kop finthakket løg

• 1/2 tsk malet ingefær

• 1/3 kop barbecue sauce, din favorit

• 2 spsk honning

• 1/2 tsk tør sennep

• 4 til 6 kyllingelårkvarter (lår med lår, skind fjernet

FORBEREDELSE

1. Kombiner søde kartofler, ananas med juice, kyllingebouillon, hakket løg og malet ingefær i en 3 1/2 til 5-quart langsom komfur; rør for at blande godt. I en lille skål kombineres barbecuesauce, honning og tør sennep; rør for at blande godt. Beklæd kyllingen generøst på alle sider med barbecuesaucen. Læg den panerede kylling i et enkelt lag oven på sød kartoffel- og ananasblandingen, overlapp evt. Hæld den resterende barbecuesauceblanding over kyllingen.

2. Dækning; lad det simre i 7 til 9 timer, eller indtil kyllingen er mør og saften er klar, og søde kartofler er møre.

3. Serverer 4 til 6.

Honning Hoisin kylling

INGREDIENSER

- 2 til 3 pund kyllingestykker (eller hel kylling, skåret i stykker)
- 2 spsk sojasovs
- 2 spsk hoisinsauce
- 2 spsk honning
- 2 spsk tør hvidvin
- 1 spsk revet ingefærrod eller 1 tsk malet ingefær
- 1/8 tsk kværnet sort peber
- 2 spsk majsstivelse
- 2 spsk vand

FORBEREDELSE

1. Vask kyllingen og dup tør; placeres i bunden af slowcookeren.

2. Kombiner sojasauce, hoisinsauce, honning, vin, ingefær og peber. Hæld sauce over kyllingen.

3. Læg låg på og lad det simre i cirka 5 1/2 til 8 timer, eller indtil kyllingen er mør og saften klar.

4. Bland majsstivelse og vand.

5. Fjern kylling fra slow cooker; tænd for høj og tilsæt majsstivelse og vandblandingen.

6. Fortsæt med at koge, indtil den er tyknet, og tilsæt kyllingen til slow cookeren for at blive varm.

italiensk kylling

INGREDIENSER

- 4 udbenet kyllingebryst, skåret i små stykker
- 1 - 16 oz. dåse hakkede tomater
- 1 stor sød grøn peber, skåret i tern
- 1 lille løg til madlavning, skåret i tern
- 1 mellemstor stang selleri, skåret i tern
- 1 mellemstor gulerod, skrællet og skåret i tern
- 1 laurbærblad
- 1 tsk tørret oregano
- 1 tsk tørret basilikum
- 1/2 tsk tørret timian, valgfrit
- 2 fed hvidløg, hakket; Eller 2 tsk. hvidløgs pulver
- 1/2 tsk salt
- 1/2 tsk rød peberflager, eller efter smag
- 1/2 kop revet parmesanost eller romano ost

FORBEREDELSE

1. Kom alle ingredienser, undtagen revet ost, i slowcooker.
2. Dæk til og kog ved svag varme i 6-8 timer. Fjern laurbærbladet og drys med revet ost inden servering.
3. God til ris eller pasta

Italiensk kylling i crockpot

INGREDIENSER

- 1 pund udbenet kyllingelår, uden skind eller 4 fjerdinger af kyllingelår uden skind
- 1/2 kop hakket løg
- 1/2 kop skiver modne udstenede oliven
- 1 dåse (14,5 oz) tomater i tern, udrænet
- 1 tsk tørrede oreganoblade
- 1/2 tsk salt
- 1/2 tsk tørret rosmarin, smuldret
- en knivspids tørrede timianblade
- 1/4 tsk hvidløgspulver
- 1/4 kop koldt vand eller hønsebouillon
- 1 spsk majsstivelse

FORBEREDELSE

1. Placer 3 1/2 til 5 liter kylling i slow cookeren. Komplet med hakket løg og skiver oliven. Kombiner tomater med oregano, salt, rosmarin, timian og hvidløgspulver. Hæld tomatblandingen over kyllingen. Dæk til og kog på LAV i 7-9 timer, eller indtil kyllingen er mør og saften er klar. Brug en hulske til at fjerne kylling og grøntsager til en varm tallerken. Dæk med film og hold varmt. Hæv crockpot til HØJ.

2. Kombiner vand eller bouillon og majsstivelse i en lille kop eller skål; blend indtil glat. Tilsæt væsker til slow cooker. Dæk til og kog indtil det er tyknet. Server den tykke sauce sammen med kyllingen.

3. Serverer 4.

Italiensk Kylling med Spaghetti, Slow Cooker

INGREDIENSER

- 1 dåse (8 oz) tomatsauce
- 6 til 8 udbenede, skindfri kyllingebryst
- 1 dåse (6 oz) tomatpure
- 3 spsk vand
- 3 mellemstore fed hvidløg, hakket
- 2 teskefulde tørrede oreganoblade, hakket
- 1 tsk sukker, eller efter smag
- varm kogt spaghetti
- 4 ounce revet mozzarellaost
- Revet parmesanost

FORBEREDELSE

1. Hvis det ønskes, brun kylling i varm olie; at dræne. Drys rigeligt med salt og peber. Læg kyllingen i slow cooker. Kombiner tomatsauce, tomatpure, vand, hvidløg, oregano og sukker; hæld over kylling. Dæk til og kog på LAV i 6-8 timer. Fjern kyllingen og hold den varm. Tænd komfuret på høj varme, rør mozzarellaen i saucen. Kog uden låg, indtil osten er smeltet og saucen er gennemvarmet.
2. Server kylling og sauce over varm kogt spaghetti. Server med parmesanost.
3. Serverer 6 til 8.

Lys kylling Stroganoff

INGREDIENSER

•

1 kop fedtfri creme fraiche

• 1 spsk Gold Metal Gold universalmel

• 1 pose kyllingesauce (ca. 30 gram)

• 1 kop vand

• 1 pund udbenet, skindfrit kyllingebryst, skåret i 1-tommers stykker

• 16 ounce frosne Californien blandede greens, optøet

• 1 kop skåret champignon, sauteret

• 1 kop frosne ærter

• 10 ounce kartofler, skrællet og skåret i 1-tommers stykker, ca. 2 mellemstore kartofler, skrællede

• 1 1/2 kopper Bisquick-kageblanding

• 4 grønne løg, hakket (1/3 kop)

•

1/2 kop 1% skummetmælk

FORBEREDELSE

1. Blend creme fraiche, mel, sauceblanding og vand i en 3-1/2 til 5-quart crockpot indtil glat. Bland kylling, grøntsager og svampe. Læg låg på og lad det simre i 4 timer, eller indtil kyllingen er mør og saucen er tyknet. Kombiner ærterne. Tilsæt kogeblanding og løg. Tilsæt mælk, indtil det er fugtet. Hæld dejen ved at hæve spiseskefulde over kylling og grøntsagsblandinger. Dæk til og kog over høj varme i 45 til 50 minutter, eller indtil en tandstik indsat i midten af frikadellerne kommer ren ud.
2. Server 4 portioner med det samme.

Lilly's Slow Cooker Kylling med ostesauce

INGREDIENSER

- 6 udbenede, skindfrie kyllingebrysthalvdele
- 2 dåser fløde kyllingesuppe
- 1 dåse ostesuppe
- salt, peber, hvidløgspulver efter smag

FORBEREDELSE

1. Drys kyllingebryst med hvidløgspulver, salt og peber.
2. Læg 3 kyllingebryst i slowcookeren. Kombiner alle supper; hæld halvdelen af suppen over de øverste 3 kyllingebryst.
3. Læg de resterende 3 kyllingebryst ovenpå. Hæld den resterende suppe over.
4. Dæk til og kog på LAV i 6-8 timer.

Mexicanske kyllingebryst

INGREDIENSER

- 2 spiseskefulde vegetabilsk olie
- 3-4 udbenet, skindfri kyllingebryst, skåret i 1-tommers stykker
- 1/2 kop hakket løg
- 1 grøn peberfrugt (eller brug en rød peberfrugt)
- 1 eller 2 små jalapenopeber, finthakket
- 3 fed hvidløg, hakket
- 1 dåse (4 ounce) hakket sød peber
- 1 dåse (14 1/2 ounce) mexicanske ildstegte tomater, chili eller i tern
- 1 tsk tørrede oreganoblade
- 1/4 tsk stødt spidskommen
- blandet revet mexicansk ost
- dip

Valgfri pynt

- creme fraiche
- guacamole
- snittede grønne løg
- hakkede tomater
- hakket salat

- modne oliven i skiver
-

koriander

FORBEREDELSE

1. Varm olie op i en stor stegepande over medium varme. Gyldne kyllingebryst. Fjern og dræn.
2. Svits løg, grøn peber, hvidløg og jalapeño i den samme stegepande, indtil de er møre.
3. Læg kyllingebryst og løgblanding i slow cooker.
4. Tilføj mild chili, tomater, oregano og spidskommen til slow cookeren; bland for at kombinere.

5. Dæk til og kog på LAV 6-8 timer (HØJ 3-4 timer).
6. Server med varme meltortillas, revet ost og salsa sammen med dine yndlings toppings og toppings.
7. Guacamole eller creme fraiche ville være en god topping med snittede grønne løg eller hakkede tomater.

Paulas kylling med porrer

INGREDIENSER

- 3-4 pund kyllingestykker, udbenet
- 4 til 6 kartofler, skåret i skiver ca. 1/4 tomme tykke
- 1 pakke porresuppe
- 1 porre i tynde skiver eller 4 grønne løg i skiver
- 1/2 til 1 kop vand
- peberfrugt
- Krydderier •

FORBEREDELSE

1. Læg kartoflerne i bunden af slowcookeren/slow cookeren, tilsæt løg eller porre, og tilsæt derefter kyllingen. (Hvis du har flere lag kylling, krydr med salt og peber, mens du lægger lag. Krydr ikke det øverste lag endnu.) Bland porresuppe med ca. 1/2 kop vand; hæld over alt. Krydr det øverste lag kylling. På dette tidspunkt drysser jeg også med paprika for at give det farve.

- Hvis det ønskes, tilsæt lidt hakket hvidløg og lidt frisk rosmarin til at krydre.

Lad det simre i 6-7 timer, tilsæt mere vand hvis nødvendigt.

Barbecuesauce

- 1 1/2 dl tomatsauce
- 4 spiseskefulde smør
- 1/2 kop Jack Daniels eller anden whisky af god kvalitet
- 5 spsk brun farin
- 3 spiseskefulde melasse
- 3 spsk cidereddike
- 2 spsk Worcestershire sauce
- 1 spsk sojasovs
- 4 teskefulde Dijon-stil sennep eller en gourmet sennep
- 2 teskefulde flydende røg
- 1 1/2 tsk løgpulver
- 1 tsk hvidløgspulver
- 1 spsk sriracha eller mere efter smag (kan erstatte ca. 1 teskefuld cayennepeber)
- 1/2 tsk stødt sort peber

FORBEREDELSE

1. Beklæd 2 bageplader med kanter med aluminiumsfolie; spray med nonstick madlavningsspray. Forvarm ovnen til 425°.
2. Kast drumettes med en melblanding, 1 tsk salt og 1/2 tsk peber.

3. Anret på plader og bag i 20 minutter. Vend tromlerne og sæt dem tilbage i ovnen. Bag i 20 minutter mere, eller indtil dybt gyldenbrun.
4. I mellemtiden placeres alle sauce ingredienser i en mellemstor gryde; Bland godt og bring det i kog ved middel varme.
5. Reducer varmen og lad det simre i 5 minutter.
6. Overfør drumettes til en skål eller slow cooker (hvis du holder varmen til en fest). Dryp med cirka halvdelen af barbecuesaucen. Server straks med saucen, eller drej slowcookeren til LOW for at holde varmen. Hvis den ikke serveres med det samme, så stil den resterende sauce på køl, indtil den skal serveres.
7. Server drumetten rygende varm med dipsaucen. Hav masser af servietter ved hånden.
8. Denne opskrift giver omkring 3 dusin stykker, nok til 6-8 personer som forret.

Sherri's kylling og dumplings

INGREDIENSER

- 4 kyllingebrysthalvdele
- 2 dåser hønsebouillon (3 1/2 kopper)
- 1 kop vand
- 3 kyllingebouillonterninger eller tilsvarende bund eller granulat
- 1 lille gulerod, hakket
- 1 lille stilk selleri, hakket
- 1/2 kop hakket løg
-

12 store meltortillas

FORBEREDELSE

1. Kom alle ingredienserne i slowcookeren undtagen tortillaerne. Kog ved lav hastighed i 8 til 10 timer. Fjern kyllingen og fjern kødet fra benene, og bring derefter bouillonen til varmen i en stor gryde. Skær kyllingen i små stykker og vend tilbage til bouillonen på komfuret. Bring langsomt i kog.
2. Skær tortillaerne i halve og derefter i 1-tommers strimler. Læg strimlerne i den kogende bouillon og lad det simre i 15-20 minutter under omrøring af og til. Bouillonen skal tykne, men hvis den er for flydende, kombineres 1 spsk majsstivelse med vand nok til at opløses og røres i bouillonen.
3. Kog 5-10 minutter mere.
4. Til 4 personer.

Simpel Slow Cooker BBQ Chicken

INGREDIENSER

•

3 udbenede halvdele af kyllingebryst

• 1 1/2 kop spicy barbecue sauce, efter eget valg, plus mere til servering

• 1 mellemstor løg, skåret i skiver eller hakket

• ristede sandwich

•

coleslaw, at servere

FORBEREDELSE

1. Vask kyllingebryst og tør dem. Placer i en langsom komfur med 1 1/2 dl barbecue sauce og løg. Kast for at belægge kyllingen. Dæk til og kog på HIGH i 3 timer.
2. Tag kyllingebrystene ud på en tallerken og riv eller hak dem. Returner strimlet kylling til saucen i langsom komfur; rør for at blande. Dæk til og kog i 10 minutter mere.
3. Server den strimlede kylling på ristede sandwich med coleslaw og ekstra barbecuesauce.
4. Serverer 4 til 6.

Slow Cooker Dijon kylling

INGREDIENSER

•

1 til 2 pund kyllingebryst

- 1 dåse kondenseret fløde kyllingesuppe, ufortyndet (10 1/2 ounce)
- 2 spsk almindelig eller kornet dijonsennep
- 1 spsk majsstivelse
- 1/2 kop vand
- Peber efter smag
- 1 tsk tørrede persilleflager eller 1 spsk hakket frisk persille

FORBEREDELSE

1. Vask kylling og dup tør; placeres i slowcooker. Kombiner suppe med sennep og majsmel; tilsæt vand og bland. Bland persille og peber i. Hæld blandingen over kyllingen. Dæk til og kog ved LAV varme i 6-7 timer. Server med varme kogte ris og en side af grøntsager.
2. Kylling Dijon opskrift serverer 4 til 6.

Slow Cooker BBQ Kylling

INGREDIENSER

- 3 til 4 pund kyllingestykker
- 1 stort løg, groft hakket
- 1 flaske barbecue sauce

FORBEREDELSE

1. Læg kyllingen i bunden af slow cookeren eller crockpot og tilsæt løg og barbecuesauce. Kog ved LAV i cirka 6-8 timer, eller indtil kyllingen er mør, men ikke falder fra hinanden.
2. Serverer 4 til 6.

Grillede kyllingelår i en slow cooker

INGREDIENSER

- 1/2 kop mel
- 1/2 tsk hvidløgspulver
- 1 tsk tør sennep
- 1 tsk salt
- 1/4 tsk peber
- 8 kyllingelår
- 2 spiseskefulde vegetabilsk olie
- 1 kop tyk barbecuesauce

FORBEREDELSE

1. Kom mel, hvidløgspulver, sennep, salt og peber i en plastikpose. Tilsæt kyllingen, et par stykker ad gangen, og vend det godt rundt. Varm olie i en stor stegepande; tilsæt kylling og brun på alle sider. Placer halvdelen af barbecuesaucen i crock pot; Tilsæt kylling og tilsæt derefter den resterende sauce. Lad det simre i 6 til 7 timer, eller indtil kyllingen er mør og saften er klar.
2. Serverer 4 til 6.

Slow Cooker Pølse Kylling Pasta Sauce

INGREDIENSER

- 1 spsk olivenolie
- 4 fed hvidløg, knust
- 1/2 kop hakket løg
- 1 hakket rød peberfrugt
- 1 hakket grøn peberfrugt
- 1 lille zucchini, hakket
- 1 dåse (4 ounce) svampe
- 1 dåse stuvede tomater, italiensk krydret
- 1 dåse (6 oz) tomatpure
- 3 søde italienske pølser
- 4 udbenede kyllingebrysthalvdele, skåret i strimler
- 1 tsk italiensk krydderi •
- rød peberflager efter smag, valgfri

FORBEREDELSE

1. Varm olien op i gryden. Svits løg og hvidløg til de er gyldne. At slette.
2. Tilføj pølse; brun overalt. Tilsæt kylling og kog indtil brunet. Dræn overskydende fedt. Skær pølser i 1-tommers stykker. I en langsom komfur kombineres alle resterende ingredienser med løg og hvidløg. Tilsæt pølsen og pynt med kyllingestrimlerne. Dæk til og kog på LAV i 4 til 6 timer, indtil kyllingen er mør, men ikke tør.

3. Server denne velsmagende sauce over varm kogt pasta.
4. Til 4 personer.

Slow Cooker Kylling Karry

INGREDIENSER

- 2 hele kyllingebryst, udbenet og skåret i tern
- 1 dåse hønsebouillon
- 1/4 kop tør sherry
- 2 spsk. smør eller margarine
- 2 grønne løg med toppe, finthakket
- 1/4 tsk. karry pulver
- 1 tsk. salt
- En knivspids peber
-

varme kogte ris

FORBEREDELSE

1. Læg kyllingen i en gryde. Tilsæt alle andre ingredienser undtagen ris. Dæk til og kog på LAV i 4 til 6 timer eller HØJ i 2 til 3 timer. Server over varme ris.

Slow Cooker Kylling karry med ris

INGREDIENSER

• 4 udbenede, skindfri kyllingebryst, skåret i 1-tommers strimler eller stykker

• 2 store løg i kvarte og i tynde skiver

• 3 fed hvidløg, hakket

• 1 spsk sojasovs eller Tamari

• 1 tsk Madras karrypulver

• 2 tsk chilipulver

• 1 tsk gurkemeje

• 1 tsk malet ingefær

• 1/3 kop hønsebouillon eller vand

• salt og friskkværnet sort peber efter smag

•

varme kogte ris

FORBEREDELSE

1. Bland alle ingredienser undtagen ris i slowcooker eller slow cooker.
2. Læg låg på og lad det simre i 6 til 8 timer, eller indtil kyllingen er mør.
3. Smag til og smag til med salt og peber evt.
4. Server over ris eller nudler.

Slow Cooker Chicken Enchiladas

INGREDIENSER

•

3 kopper kogt kylling skåret i tern

• 3 kopper strimlet blandet mexicansk ost med peberfrugt, delt

• 1 dåse (4,5 oz) hakket grøn chili

• 1/4 kop hakket frisk koriander

• 1 1/2 dl creme fraiche, delt

• 8 meltortillas (8 tommer)

• 1 kop tomatillosauce

• Foreslået pynt: tomater i tern, snittede grønne løg, modne oliven, jalapenoringe, hakket frisk koriander

FORBEREDELSE

1. Smør let fadindsatsen på en 4- til 6-quart langsom komfur.
2. I en skål kombineres hakket kylling med 2 kopper revet ost, hakket grøn chili, 1/4 kop hakket koriander og 1/2 kop creme fraiche; rør for at kombinere ingredienserne.
3. Hæld noget af kyllingeblandingen i midten af tortillaerne, og fordel blandingen ligeligt mellem de otte tortillas. Rul dem sammen og læg dem med sømsiden nedad i den forberedte slow cooker.
4. Stable eventuelt tortillaerne.
5. I en lille skål kombineres saucen med den resterende 1 kop creme fraiche. Hæld blandingen over tortillaerne.
6. Dæk til og kog på LAVT i 4 timer. Drys tortillaerne med den resterende revne ost. Dæk til og kog ved LAV varme i cirka 20-30 minutter mere.
7. Serverer 4 til 6.

Slow Cooker Kylling Fricassee med grøntsager

INGREDIENSER

- 4 til 6 udbenede, skindfri kyllingebryst
- Salt og peber efter smag
- 2 smørskeer
- 2 fed hvidløg, hakket
- 3 spsk universalmel
- 2 kopper lavt natrium kyllingebouillon
- 1 tsk tørrede timianblade
- 1/2 tsk tørrede estragonblade
- 3-4 gulerødder, skåret i 2-tommers stykker 2-
- 2 løg, halveret, tykke skiver
- 2 store porrer, kun hvid del, vasket og hakket
- 1 laurbærblad
- 1/2 kop halv og halv eller let creme
-

1 1/2 dl frosne ærter, optøet

FORBEREDELSE

1. Vask kyllingebryst og tør dem. Læg til side. Svits det hakkede hvidløg i smørret i et minut, tilsæt derefter melet og steg under omrøring, indtil det er glat. Hæld bouillon i (1/4 kop tør hvidvin eller sherry kan bruges i stedet for noget bouillon), timian og estragon og rør til det er tyknet. Læg løg, gulerødder, kylling og derefter porrerne i slowcookeren; hæld sauce over alt. Tilsæt laurbærbladet. Dæk til og kog på LAV i 6-7 timer eller på HØJ i 3-5 timer.
2. Hvis du laver på lav, skift til høj og tilsæt halvdelen og halvdelen og optø ærterne. Dæk til og fortsæt med at koge på høj effekt i yderligere 15 minutter, eller indtil ærterne er gennemvarmede. Smag til og juster krydderier. Fjern laurbærblad før servering.
3. Serverer 4 til 6.

Slow Cooker kylling i krydret sauce

INGREDIENSER

- 1/2 sek. tomat juice
- 1/2 sek. soya sovs
- 1/2 sek. brunt sukker
- 1/4 sek. Hønsekødssuppe
- 3 fed hvidløg, hakket
- 3 til 4 pund kyllingestykker, uden skind

FORBEREDELSE

1. Bland alle ingredienser undtagen kylling i en dyb skål. Dyp hvert stykke kylling i saucen. Sæt i slowcookeren. Hæld den resterende sauce over. Kog ved lav i 6-8 timer eller høj i 3-4 timer.
2. Til 6 portioner.

Langsomt tilberedt kylling madras med karrypulver

INGREDIENSER

- 3 løg i tynde skiver
- 4 æbler, skrællet, udkernet og skåret i tynde skiver
- 1 tsk salt
- 1 eller 2 tsk karry eller efter smag
- 1 stegt kylling, skåret i stykker
- peberfrugt

FORBEREDELSE

1. Kombiner løg og æbler i en crockpot; drys med salt og karrypulver. Bland godt. Læg kyllingeskind over løgblandingen. Drys rigeligt med paprika.
2. Dæk til og kog ved LAV varme i 6-8 timer, indtil kyllingen er mør.
3. Smag til og tilsæt flere krydderier efter behov.
4. Til 4 personer.

Slow Cooker kylling med svampe

INGREDIENSER

- 6 udbenede, skindfrie kyllingebrysthalvdele
- 1 1/4 tsk salt
- 1/4 tsk peber
- 1/4 tsk paprika
- 1 3/4 teskefulde kyllingebouillongranulat eller hønsebouillon med smag
- 1 1/2 kopper skåret friske svampe
- 1/2 kop grønne løg, skåret i skiver, med grønt
- 1/2 glas tør hvidvin
- 1/2 kop inddampet mælk
- 5 teskefulde majsstivelse
- hakket frisk persille

FORBEREDELSE

1. Vask kyllingen og tør den. I en skål kombineres salt, peber og paprika. Gnid alle sider af kyllingen ved at bruge hele blandingen. I en langsom komfur, skiftevis lag af kylling, bouillon eller bouillongranulat, svampe og grønne løg. Hæld langsomt vinen over. Bland ikke ingredienserne. Dæk til og kog ved høj varme i 2 1/2-3 timer eller ved lav varme i 5-6 timer, eller indtil kyllingen er mør, men ikke falder fra hinanden.
2. Brug en hulske til at fjerne kyllingen og grøntsagerne på et serveringsfad eller en skål. Dæk med alufolie og hold

kyllingen varm. I en lille gryde kombineres den inddampede mælk og majsstivelse under omrøring indtil glat. Tilsæt gradvist 2 kopper af kogevæsken. Omrør over middel varme, bring i kog; fortsæt med at koge i 1 minut, eller indtil det er tyknet. Dryp lidt af saucen over kyllingen og pynt med persille, hvis det ønskes. Server med varme ris eller nudler, hvis det ønskes.

Blå Snor. langsom madlavning

INGREDIENSER

- 6 udbenede, skindfrie halvdele af kyllingebryst, banket for at flade lidt ud
- 6 tynde skiver skinke
- 6 tynde skiver schweizerost
- 1/4 til 1/2 kop mel, til belægning
- 1/2 pund skivede svampe
- 1/2 kop hønsebouillon
- 1/2 kop tør hvidvin (eller brug hønsebouillon)
- 1/2 tsk hakket rosmarin
- 1/4 kop revet parmesan
- 2 teskefulde majsstivelse blandet med 1 spsk koldt vand
- Salt og peber efter smag

FORBEREDELSE

1. Læg en skive skinke og en skive ost på hvert fladt kyllingebryst og rul sammen. Fastgør dem med tandstikker og dryp hver af dem i mel for at dække dem. Læg svampene i slowcookeren, derefter kyllingebrystene. Pisk bouillon, vin (hvis du bruger) og rosmarin sammen; hæld over kylling. Drys med parmesanosten. Dæk til og kog ved svag varme i 6-7 timer. Lige før servering, fjern kylling; holde varmen
2. Til juice i langsom komfur, tilsæt majsstivelsesblanding; rør til det er tyknet. Salt og peber, smag og juster krydderier. Hæld saucen over kyllingerullerne og server.

3. For 6.

Slow Cooker Dijon kylling

INGREDIENSER

•

4 udbenede kyllingebrysthalvdele

•

1 dynger spiseskefuld honning dijonsennep

• salt og groftkværnet sort peber eller krydret peber

• 2 pakker (8 ounce hver) babyspinat eller 1 pund vaskede og tørrede friske spinatblade

• 2 spsk smør, skåret i små stykker

• hakket frisk koriander eller persille, valgfrit

•

ristede flager af mandler, valgfri•

FORBEREDELSE

1. Smør slow cooker-retter eller spray med nonstick-spray.
2. Vask kyllingebryst og tør dem.
3. Gnid kylling med honning sennep; Drys med salt og peber.
4. Læg kyllingebrystene i tallerkenen på slowcookeren. Pynt med spinat.
5. Hvis din slowcooker er for lille til al spinaten, så damp kort og tilsæt de visne spinatblade.
6. Dryp spinaten med smør og drys med mere salt og peber.
7.
8. Pynt med koriander eller persille eller drys med ristede mandler før servering, hvis det ønskes.
9. Dæk til og kog på LAV i 5-6 timer.

•For at riste mandlerne, læg dem i en tør stegepande ved middel varme. Kog, under konstant omrøring, indtil let brunet og aromatisk.

Slow Cooker citronkylling

INGREDIENSER

- 1 oksefrituregryde, skåret i stykker eller ca. 3 1/2 pund kyllingestykker
- 1 tsk knust tørret oreganoblad
- 2 fed hvidløg, hakket
- 2 smørskeer
- 1/4 kop tør vin, sherry, hønsebouillon eller vand
- 3 spiseskefulde citronsaft
- Salt og peber

FORBEREDELSE

1. Krydr kyllingestykkerne med salt og peber. Drys halvdelen af hvidløg og oregano over kyllingen.
2. Smelt smørret i en stegepande ved middel varme og brun kyllingen på alle sider.
3. Overfør kyllingen til crockpot. Drys med den resterende oregano og hvidløg. Tilsæt vin eller sherry til gryden og rør rundt for at løsne eventuelle brune stykker; hældes i slowcooker.
4. Dæk til og kog ved LAV (200°) i 7-8 timer. Tilsæt citronsaft den sidste time.
5. Skum fedt fra juice og hæld i serveringsskål; tykkere saft, hvis det ønskes.
6. Server kyllingen med saften.
7. Til 4 personer.

Slow Cooker strimlet kylling

INGREDIENSER

- 1 spsk smør
- 1 kop hakkede løg
- 1/2 tsk hakket hvidløg
- 1 1/2 dl tomatsauce
- 1/2 kop abrikosmarmelade eller ferskensyltetøj
- 3 spsk cidereddike
- 2 spsk Worcestershire sauce
- 2 teskefulde flydende røg
- 2 spsk melasse
- knivspids allehånde
- 1/4 tsk friskkværnet sort peber
- 1/8 til 1/4 tsk malet cayennepeber
- 1 pund udbenet kyllingebryst
- 1 pund udbenet kyllingelår

FORBEREDELSE

1. Smelt smørret i en medium gryde ved middel varme. Når smørret er skummende, tilsæt de hakkede løg og steg under omrøring, indtil løgene er bløde og let brunede. Tilsæt det hakkede hvidløg og steg under omrøring i cirka 1 minut mere. Tilsæt ketchup, abrikosmarmelade, eddike, Worcestershire-sauce, flydende røg, melasse, allehånde, sort peber og cayennepeber. Lad det simre i 5 minutter.
2. Placer 1 1/2 kopper af saucen i skålindsatsen på slow cookeren.
3. Reserver den resterende sauce; kom i en beholder og stil på køl indtil servering. Tilsæt kyllingestykkerne til slow cookeren. Dæk til og kog ved LAV varme i 4 1/2-5 timer, eller indtil kyllingen er meget mør og let rives i stykker. Brug en gaffel til at rive kyllingestykkerne.
4. Server på ristede sandwich med coleslaw og ekstra barbecuesauce.
5. En menu kan også omfatte kartoffelsalat eller bagte kartofler, sammen med bagte bønner, pickles og skivede tomater. Jeg kan godt lide coleslaw og pickles på min grill, men andre toppings kan omfatte jalapenoringe, tynde skiver rødløg, strimlet kål og tomat- eller agurkeskiver.
6. Serverer 8.

Røget pølse og kål

INGREDIENSER

- 1 lille kål, groft hakket
- 1 stort løg, groft hakket

1 1/2 til 2 pund polsk eller røget kielbasa-pølse, skåret i 1 til 2-tommers stykker

- 1 kop æblejuice
- 1 spsk dijonsennep
- 1 spsk cidereddike
- 1 eller 2 spsk rørsukker
- 1 tsk spidskommen, valgfrit
- Peber efter smag

FORBEREDELSE

1. Læg kål, løg og pølse i en 5- eller 6-liters langsom komfur (for at lave i en 3 1/2-quart-gryde, brug mindre kål eller sauter ved at koge i ca. 10 minutter, dræn derefter og tilsæt). Bland juice, sennep, eddike, jaggery og spidskommen, hvis du bruger; hæld slow cooker-ingredienserne ovenpå. Drys med peber efter smag. Dæk til og kog ved svag varme i 8-10 timer. Server eventuelt med kartofler og grøn salat.

Spansk kylling med ris

INGREDIENSER

- 4 kyllingebrysthalvdele, uden skind
- 1/4 tsk salt
- 1/4 tsk peber
- 1/4 tsk paprika
- 1 spiseskefuld vegetabilsk olie
- 1 mellemstort løg, hakket
- 1 lille rød peberfrugt, hakket (eller ristet peberfrugt, hakket)
- 3 fed hvidløg, hakket
- 1/2 tsk tørret rosmarin
- 1 dåse (14 1/2 oz) knuste tomater
- 1 pakke (10 oz) frosne ærter

FORBEREDELSE

1. Krydr kyllingen med salt, peber, paprika. I en stegepande varmes olien op ved middel varme og kyllingen brunes på alle sider. Overfør kylling til slow cooker.
2. I en lille skål kombineres de resterende ingredienser, undtagen de frosne ærter. Hæld over kylling. Dæk til og kog på lav i 7 til 9 timer eller høj i 3 til 4 timer. En time før servering, skyl ærterne i et dørslag med varmt vand for at tø op, og tilsæt dem derefter til crockpot. Server denne kyllingeret over varme kogte ris.

Tami's BBQ Kyllingelår

INGREDIENSER

•

6 til 8 frosne kyllingelår•

•

1 flaske tyk barbecuesauce

FORBEREDELSE

1. Læg de frosne kyllingelår i slowcookeren. Hæld barbecuesaucen over. Dæk til og kog på HIGH i 6-8 timer.
2. •Bemærk: Hvis du starter med optøede kyllingelår, kan du fjerne skindet eller brune dem først for at reducere fedtindholdet og koge ved LAVT i 6 til 8 timer.

Tami's Crockpot Mozzarella kylling

INGREDIENSER

- 4 kyllingelårkvarterer
- 2 spsk hvidløg og peberkrydderi
- 1 dåse zucchini med tomatsauce
- 4 ounce revet mozzarellaost

FORBEREDELSE

1. Læg kyllingen i slow cooker og dryp med dressing. Hæld zucchinien med tomatsauce over kyllingen. Dæk til og kog på LAV i 6-8 timer. Drys med ost og bag indtil osten er smeltet, cirka 30 minutter.

hvid chili med kylling

INGREDIENSER

- 4 udbenede, skindfrie kyllingebrysthalvdele, skåret i 1/2-tommers stykker
- 1/2 kop hakket selleri
- 1/2 kop hakket løg
- 2 dåser (14,5 ounce hver) stuvede tomater, skåret i stykker
- 16 ounce. medicin sauce eller varm sauce
- 1 dåse kikærter eller nordlige bønner, drænet
- 6 til 8 oz. skivede svampe
- Olivenolie

FORBEREDELSE

1. Sauter kylling i 1 spsk olivenolie. Hak selleri, løg og champignon. Kombiner alle ingredienser i en stor langsom komfur; rør rundt og lad det simre i 6-8 timer. Server med croutoner eller tacos. •Hvis du kan lide det krydret, så brug varm eller varm sauce.

Slow Cooker kylling og sorte bønner

INGREDIENSER

- 3-4 udbenede kyllingebryst, skåret i strimler
- 1 dåse (12 til 15 ounce) majs, drænet
- 1 dåse (15 oz) sorte bønner, skyllet og drænet
- 2 teskefulde stødt spidskommen
- 2 tsk chilipulver
- 1 løg, skåret i to og skåret i tynde skiver
- 1 grøn peberfrugt, skåret i strimler
- 1 dåse (14,5 oz) tomater i tern
- 1 dåse (6 oz) tomatpure

FORBEREDELSE

1. Kom alle ingredienser i en slow cooker. Dæk til og kog ved svag varme i 5-6 timer.
2. Pynt med revet ost, hvis det ønskes. Server kyllinge- og sorte bønne-fiestaen med lune meltortillas eller over ris.
3. Til 4 personer.

Kylling og krydderier, slow cooker

INGREDIENSER

- 1 pose krydret fyldblanding, 14 til 16 oz.
- 3-4 kopper kogt kylling skåret i tern
- 3 dåser hønsebouillon
- 1/2 kop mælk
- 1 eller 2 kopper mild cheddarost, revet

FORBEREDELSE

1. Forbered fyldet i henhold til pakkens anvisninger og anbring i en 5-quarts crock pot. Tilsæt 2 dåser fløde kyllingesuppe. Bland kyllingen i tern, 1 dåse fløde kyllingesuppe og mælken i en skål. Fordel over fyldet i slowcooker. Drys ost på toppen. Dæk til og kog på lav i 4-6 timer eller høj i 2-3 timer.
2. Serverer 6 til 8.

Kylling og svampe, slow cooker

INGREDIENSER

- 6 kyllingebrysthalvdele, udbenet og uden skind
- 1 1/4 tsk. salt
- 1/4 tsk. Peber
- 1/4 tsk. peberfrugt
- 2 tsk granuleret hønsebouillon
- 1 1/2 kopper skivede svampe
- 1/2 kop snittede grønne løg
- 1/2 glas tør hvidvin
- 2/3 kop inddampet mælk
- 5 teskefulde. majsstivelse
- Hakket frisk persille
-

varme kogte ris

FORBEREDELSE

1. I en lille skål blandes salt, peber og paprika sammen. Gnid hele blandingen ind i kyllingen.
2. I slow cookeren, skiftevis lag af kylling, bouillongranulat, svampe og grønne løg. Hæld vinen over. BLAND IKKE.
3. Dæk til og kog på HØJ i 2 1/2-3 timer eller LAV i 5-6 timer, eller indtil kyllingen er mør, men ikke falder af benet. Hvis det er muligt, smør en halvvejs gennem kogningen.
4. Fjern kylling og grøntsager på en tallerken med en hulske.
5. Dæk med film og hold varmt.

6. I en lille gryde kombineres den inddampede mælk og majsstivelse, indtil det er glat. Tilsæt gradvist 2 kopper af kogevæsken. Under omrøring over medium varme, bring det i kog og kog i 1 til 2 minutter, eller indtil det er tyknet.
7. Dryp lidt af saucen over kyllingen og pynt med hakket persille. Server den resterende sauce ved siden af.
8. Server med varme kogte ris.

Kylling og parmesanris, Slow Cooker

INGREDIENSER

• 1 pose blandet løgsuppe

• 1 dåse (10 3/4 ounce) kondenseret fløde med svampesuppe, reduceret fedtindhold

• 1 dåse (10 3/4 ounce) kondenseret fløde med kyllingesuppe, reduceret fedtindhold

• 1 1/2 kop fedtfattig eller fedtfri mælk

• 1 glas tør hvidvin

• 1 kop hvide ris

• 6 udbenede, skindfrie kyllingebrysthalvdele

• 2 smørskeer

• 2/3 kop revet parmesanost

FORBEREDELSE

1. Bland løgsuppe, suppe, mælk, vin og ris. Lertøjssprøjte med pam. Læg kyllingebryst i crock pot, dæk med 1 tsk smør, hæld suppeblandingen over, og drys derefter med parmesanost. Kog ved lav varme i 8 til 10 timer eller ved høj varme i 4 til 6 timer. For 6.

Kylling og rejer

INGREDIENSER

- 2 pund udbenet, skindfri kylling, lår og bryst, skåret i stykker
- 2 spsk ekstra jomfru olivenolie
- 1 kop hakket løg
- 2 fed hvidløg, hakket
- 1/4 kop hakket persille
- 1/2 glas hvidvin
- 1 stor dåse (15 oz) tomatsauce
- 1 tsk tørrede basilikumblade
- 1 pund rå rejer, pillet og renset
- salt og friskkværnet sort peber efter smag
- 1 pund nudler, linguine eller spaghetti

FORBEREDELSE

1. Opvarm olivenolien i en stor stegepande eller nonstick-gryde over medium varme. Tilsæt kyllingestykkerne og kog under omrøring, indtil de er let brunede. Fjern kyllingen fra slow cookeren.
2. Tilsæt lidt olie på panden og svits løg, hvidløg og persille i cirka 1 minut. Fjern fra varmen og tilsæt vin, tomatsauce og tørret basilikum. Hæld blandingen over kyllingen i slow cooker.
3. Dæk til og kog på LAV i 4 til 5 timer.

4. Tilsæt rejer, læg låg på og kog ved LAV varme i cirka 1 time mere.
5. Smag til med salt og friskkværnet sort peber efter smag.
6. Lige før retten er klar koges pastaen i kogende saltet vand som anvist på pakken.

kylling og fyld opskrift

INGREDIENSER

• 4 udbenede, skindfrie kyllingebrysthalvdele

• 4 skiver schweizerost

• 1 dåse (10 1/2 ounce) kondenseret fløde med kyllingesuppe

• 1 dåse (10 1/2 ounce) kondenseret fløde med svampesuppe

• 1 kop hønsebouillon

• 1/4 kop mælk

• 2 til 3 kopper Pepperidge Farm Herb Dressing Mix eller Hjemmelavet Dressing Mix

• 1/2 kop smeltet smør • Se Sandys noter

• Salt og peber efter smag

FORBEREDELSE

1. Krydr kyllingebryst med salt og peber; Læg kyllingebryst i slow cooker.

2. Hæld hønsebouillonen over kyllingebrystene.

3. Læg en skive schweizerost på hvert bryst.

4. Kombiner begge dåser suppe og mælk. Dæk kyllingebryst med suppeblanding.

5. Drys fyldblandingen over det hele. Fordel smeltet smør ovenpå.

6. Kog ved svag varme i 6-8 timer.

Kyllingebryst i kreolsk kreolsauce

INGREDIENSER

- 1 bundt grønne løg (6 til 8, hvor det meste af delen er grønt)
- 2 skiver bacon
- 1 tsk kreolsk eller cajunkrydderi
- 3 spsk smør
- 4 spiseskefulde mel
- 3/4 kop hønsebouillon
- 1 eller 2 spsk tomatkoncentrat
- 4 udbenede kyllingebrysthalvdele
- 1/4 til 1/2 kop halv og halv eller mælk

FORBEREDELSE

1. I en gryde smeltes smør ved middel-lav varme. Tilsæt løg og bacon, kog og rør i 2 minutter. Tilsæt melet, rør rundt og kog

i yderligere 2 minutter. Tilsæt hønsebouillon; kog til det er tyknet og tilsæt derefter tomatpuréen. Læg kyllingebryst i slow cooker/slow cooker; tilsæt sauceblanding. Læg låg på og lad det simre i 6-7 timer under omrøring efter 3 timer. Tilsæt mælken cirka 20-30 minutter før du fortsætter. Server over pasta eller ris.

2. Til 4 personer.

Chili kylling med majs majs

INGREDIENSER

- 2 lb. udbenet, skindfri kyllingebryst, skåret i 1 til 1 1/2-tommers stykker
- 1 mellemstort løg, hakket
- 3 fed hvidløg, skåret i tynde skiver
- 1 dåse (15 oz) hvid majs, drænet
- 1 dåse (14 oz) tomater i tern, udrænet
- 1 dåse (28 oz) tomatillos, drænet og hakket
- 1 dåse (4 oz) mild grøn chili

FORBEREDELSE

1. Kombiner alle ingredienser i slow cooker; rør for at kombinere alle ingredienser. Dæk til og kog ved lav varme i 7 til 9 timer eller ved høj varme i 4 til 4 1/2 time.
2. Serverer 4 til 6.

kylling glæde

INGREDIENSER

- 6 til 8 udbenede, skindfri kyllingebryst
- citronsaft
- Salt og peber efter smag
- sellerisalt eller smagssalt efter smag
- paprika efter smag
- 1 dåse fløde selleri
- 1 dåse svampesuppe
- 1/3 glas tør hvidvin
- revet parmesan efter smag
- Kogte ris

FORBEREDELSE

1. Skyl kylling; tør. Smag til med citronsaft, salt, peber, sellerisalt og paprika. Læg kyllingen i slow cooker. Bland supperne med vinen i en mellemstor skål. Hæld over kyllingebryst. Drys med parmesanost. Dæk til og kog ved svag varme i 6-8 timer. Server kyllingen med saucen over varme kogte ris, og drys med parmesanost.
2. Serverer 4 til 6.

Kylling Enchiladas til Slow Cooker

INGREDIENSER

- 1 pakke. kyllingebryst (1 - 1 1/2 pund)
- 1 flaske kyllingesauce
- 1 dåse 120 g hakket grøn chili
- 1 hakket løg
- Majstortillas
- revet ost

FORBEREDELSE

1. Kombiner kylling, salsa, grøn chili og hakket løg i slow cooker; dæk til og kog ved LAV varme i 5 til 6 timer. Fjern kyllingen fra saucen og riv den. Fyld majstortillaerne med kylling og sauce. Dæk med revet ost og rul sammen. Læg på bakken. Hæld overskydende sauce over og drys med mere revet ost. Bages ved 350° i cirka 15-20 minutter.
2. Serverer 4 til 6.

Las Vegas kylling

INGREDIENSER

- 6 udbenede, skindfrie kyllingebrysthalvdele
- 1 dåse svampesuppe
- 1/2 pint. creme fraiche
- 1 dåse (6 oz.) beef jerky, strimlet

FORBEREDELSE

1. Bland suppe, creme fraiche og beef jerky. Rul kylling i blandingen, overtræk godt; placeres i crockpot. Hæld den resterende blanding over kyllingen. Dæk til og kog på LAV i 5 til 7 timer, indtil kyllingen er mør, men ikke tør. Server med varme ris eller nudler.
2. For 6.

Parisisk kylling til Slow Cooker

INGREDIENSER

- 6 til 8 kyllingebryst
- salt, peber og paprika
- 1/2 glas tør hvidvin
- 1 dåse (10 1/2 oz.) fløde med svampesuppe
- 8 ounce champignon i skiver
- 1 kop creme fraiche
-

1/4 kop mel

FORBEREDELSE

1. Drys kyllingebrystene med salt, peber og paprika. Placer i en langsom komfur. Tilsæt vin, suppe og svampe, indtil det er godt blandet. Hæld over kylling. Drys med paprika. Dæk til og lad det simre i 6 til 8 timer, eller indtil kyllingen er mør, men ikke for tør. Bland creme fraiche og mel; tilføje til crock pot. Bages i cirka 20 minutter mere, indtil de er gennemvarme.
2. Server med ris eller pasta.
3. Serverer 6 til 8.

Kylling Reuben gryderet, Slow Cooker

INGREDIENSER

- 32 ounce surkål (krukke eller pose), skyllet og drænet
- 1 kop russisk sauce
- 4 til 6 udbenede, skindfri kyllingebryst
- 1 spiseskefuld tilberedt sennep
- 1 kop revet schweizerost eller Monterey Jack

FORBEREDELSE

1. Læg halvdelen af surkålen i bunden af gryden. Hæld over 1/3 kop dressing; læg 2 eller 3 kyllingebryst ovenpå og fordel sennep over kyllingen. Pynt med resterende surkål og kyllingebryst; hæld endnu en kop dressing over det hele og gem den resterende kop dressing til servering.
2. Læg låg på og lad det simre i cirka 4 timer, eller indtil kyllingen er gennemstegt og mør. Drys med schweizerost og kog indtil osten smelter.
3. Server med reserveret dressing.
4. Serverer 4 til 6.

blåbær kylling

INGREDIENSER

- 6 udbenede, skindfri kyllingebryst
- 1 lille løg, hakket
- 1 kop friske blåbær
- 1 tsk salt
- 1/4 tsk stødt kanel
- 1/4 tsk malet ingefær
- 3 spsk brun farin eller honning
- 1 kop appelsinjuice
- 3 spsk mel blandet med 2 spsk koldt vand

FORBEREDELSE

1. Placer alle ingredienser undtagen mel- og vandblandingen i slowcookeren eller slowcookeren. Læg låg på og lad det simre i 6-7 timer, til kyllingen er mør. Tilsæt melblandingen i de sidste 15 til 20 minutter og kog indtil den er tyknet. Smag til og juster krydderier.
2. Til 4 personer.

Kylling med sovs og sovs, Slow Cooker

INGREDIENSER

- 1 pakke (6 ounce) krydrede fyldkrummer (en "komfur"-fyldblanding)
- 1 stor kartoffel, skåret i små tern
- 1 bundt grønne løg, hakket
- 2 stilke selleri, hakket
- 1/2 kop vand
- 3 spsk smør, delt
- 1 tsk fjerkrækrydderi, delt
- 1 til 1 1/2 pund udbenet kyllingemør eller -bryst
- 1 krukke (12 oz) kyllingesovs, såsom Heinz Homestyle kyllingesovs

FORBEREDELSE

1. I en let smurt eller sprøjtet crock pot blandes fyldningskrummerne med kartoffel i tern, grønne løg, selleri,

2 spsk smeltet smør og 1/2 kop vand. Drys med cirka 1/2 tsk fjerkrækrydderi. Topfyld med kyllingestykker; dryp med det resterende smør og fjerkrækrydderi. Hæld sauce over kyllingen. Dæk til og kog ved svag varme i 6-7 timer.

Kylling med makaroni og røget Gouda ost

INGREDIENSER

- 1 1/2 pund mør udbenet kylling
- 2 små zucchini, skåret i halve og skåret 1/8 tomme tykke
- 1 pakke kyllingesauceblanding (ca. 1 ounce)
- 2 spsk vand
- Salt og peber efter smag
- et nip stødt muskatnød, frisk hvis muligt
- 8 ounces røget Gouda ost, revet
- 2 spsk inddampet mælk eller flydende fløde
- 1 stor tomat, hakket
- 4 kopper kogt makaroni eller småskalspasta

FORBEREDELSE

1. Skær kylling i 1-tommers terninger; placeres i crockpot. Tilsæt zucchini, sauce, vand og dressing. Dæk til og kog i 5-6 timer ved lav varme. Tilsæt røget gouda, mælk eller fløde og

hakket tomat til gryden i løbet af de sidste 20 minutter, eller mens makaronien koger. Tilsæt varm kogte makaroni.

2. Kyllingeopskriften serverer 4.

Kylling med løg og svampe, Slow Cooker

INGREDIENSER

- 4 til 6 udbenet kyllingebryst, skåret i 1-tommers stykker
- 1 dåse (10 3/4 ounce) fløde af kyllingesuppe eller fløde af kylling og svampesuppe
- 8 ounce champignon i skiver
- 1 pose (16 ounce) frossen purløg
- Salt og peber efter smag
- persille, hakket, til pynt

FORBEREDELSE

1. Vask kyllingen og tør den. Skær i cirka 1/2 til 1 tomme stykker og læg i en stor skål. Tilsæt suppe, svampe og løg; bland for at kombinere. Spray slow cooker-indsatsen med madlavningsspray.
2. Hæld kyllingeblandingen i gryden og drys med salt og peber.
3. Dæk til og kog ved LAV varme i 6-8 timer, rør om halvvejs gennem tilberedningen, hvis det er muligt.
4. Pynt med hakket frisk persille, hvis det ønskes, og server over varme kogte ris eller kartofler.
5. Serverer 4 til 6.

Kylling med ananas

INGREDIENSER

- 1 til 1 1/2 pund kyllingenuggets, skåret i 1-tommers stykker
- 2/3 kopper ananasmarmelade
- 1 spiseskefuld plus 1 tsk teriyakisauce
- 2 fed hvidløg, skåret i tynde skiver
- 1 spsk tørret løg, hakket (eller 1 bundt friske grønne løg, hakket)
- 1 spsk citronsaft
- 1/2 tsk malet ingefær
- en knivspids cayennepeber efter smag
- 1 pakke (10 oz) sukkerærter, optøet

FORBEREDELSE

1. Læg kyllingestykkerne i slowcookeren/slow cookeren.

2. Kombiner konserves, teriyaki sauce, hvidløg, løg, citronsaft, ingefær og cayennepeber; bland godt. Hæld over kyllingen, vend til belægning.
3. Dæk til og kog ved svag varme i 6-7 timer. Tilsæt ærterne de sidste 30 minutter.
4. Til 4 personer.

Country Captain Chicken

INGREDIENSER

- 2 mellemstore Granny Smith æbler, udkeret og skåret i tern (usrællede)
- 1/4 kop finthakket løg
- 1 lille grøn peberfrugt, frøet og finthakket
- 3 fed hvidløg, hakket
- 2 spsk rosiner eller ribs
- 2 eller 3 teskefulde karrypulver
- 1 tsk malet ingefær
- 1/4 tsk stødt rød peber eller efter smag
- 1 dåse (ca. 14 1/2 oz.) tomater i tern
- 6 udbenede, skindfrie kyllingebrysthalvdele
- 1/2 kop hønsebouillon
- 1 kop hvide ris omdannet til langkornet
- 1 pund mellemstore rejer, pillede og udbenede, rå, valgfri
- 1/3 kop mandler i flager
- kosher salt
- Hakket persille

FORBEREDELSE

1. Kombiner hakkede æbler, løg, peberfrugt, hvidløg, gyldne rosiner eller ribs, karrypulver, ingefær og kværnet rød peber i en 4- til 6-quart langsom komfur; tilsæt tomater.

2. Læg kylling ovenpå tomatblandingen, overlappende stykker lidt. Hæld hønsebouillonen over kyllingebrysthalvdelene. Dæk til og kog over LAV varme, indtil kyllingen er meget mør, når den gennembores med en gaffel, cirka 4 til 6 timer.
3. Fjern kyllingen til en varm tallerken, dæk let og hold den varm i en 200°F ovn eller på en varm plade.
4. Rør risene i kogevæsken. Hæv temperaturen til maksimum; dæk og kog under omrøring en eller to gange, indtil risene er næsten møre, cirka 35 minutter. Tilføj rejer, hvis du bruger; dæk og kog ca. 15 minutter mere, indtil rejerne er uigennemsigtige i midten; prøveskæring.
5. Rist i mellemtiden mandlerne i en lille nonstick-gryde ved middel varme, indtil de er gyldenbrune, og rør af og til. Læg til side.
6. For at servere retten smages risblandingen til med salt. Saml på en tallerken til servering varm; læg kylling ovenpå. Drys med persille og mandler.

Landkylling og svampe

INGREDIENSER

- 1 krukke country sauce
- 4-6 kyllingebryst kylling
- 8 ounce skivede svampe
- Salt og peber efter smag

FORBEREDELSE

1. Kombiner alle ingredienser; læg låg på og lad det simre i 6-7 timer. Server med ris eller pasta.
2. Serverer 4 til 6.

P

blåbærbrød

INGREDIENSER

- 2 pund udbenet, skindfrit kyllingebrystskind
- 1/2 kop hakket løg
- 2 teskefulde vegetabilsk olie
- 2 teskefulde salt
- 1/2 tsk stødt kanel
- 1/4 tsk malet ingefær
- 1/8 tsk stødt muskatnød
- knivspids malet allehånde
- 1 kop appelsinjuice
- 2 tsk fintrevet appelsinskal
- 2 kopper friske eller frosne blåbær
- 1/4 kop brun farin

FORBEREDELSE

1. Brun kyllingestykkerne og løget i olien; drys med salt.

2. Tilføj den brunede kylling, løg og andre ingredienser til crock pot.
3. Dæk til og kog på LAV i 5 1/2 til 7 timer.
4. Hvis det ønskes, kan du tykne saften nær slutningen af kogetiden med en blanding af ca. 2 spsk majsstivelse blandet med 2 spsk koldt vand.

Cremet italiensk kylling

INGREDIENSER

- 4 udbenede, skindfrie kyllingebrysthalvdele
- 1 pose italiensk salatdressing
- 1/3 kop vand
- 1 pakke (8 oz) flødeost, blødgjort
- 1 dåse (10 3/4 oz.) kondenseret fløde med kyllingesuppe, ufortyndet
- 1 dåse (4 ounce) svampestængler og -stykker, drænet
- Varmkogte ris eller nudler

FORBEREDELSE

1. Læg kyllingebrysthalvdelene i en langsom komfur. Kombiner salatdressing og vand; hæld over kylling. Dæk til og kog på LAVT i 3 timer. I en lille skål blandes flødeost og suppe, indtil det er kombineret. Kombiner svampe. Hæld flødeostblandingen over kyllingen. Kog 1 til 3 timer mere, eller indtil kyllingesaften er klar. Server italiensk kylling med ris eller varme kogte nudler.
2. Til 4 personer.

Crockpot kylling og pølse

INGREDIENSER

- 3 gulerødder, skåret i 1/2-tommers skiver
- 1/2 kop hakket løg
- 1/2 kop vand
- 1 dåse (6 oz.) tomatpure
- 1/2 glas tør rødvin
- 1 tsk hvidløgspulver
- 1/2 tsk hakket tørret timian
- 1/8 tsk stødt nelliker
- 1 laurbærblad
- 2 dåser (15 oz.) marinerede bønner, drænet
- 4 udbenede, skindfrie kyllingebrysthalvdele
- 1/2 pund fuldt kogt polsk pølse eller anden røget pølse, skåret 1/4 tomme tykke

FORBEREDELSE

1. I en lille gryde bringes gulerødder, løg og vand i kog. Kog tildækket i 5 minutter. Overfør til en 3 1/2 til 4-quart crock pot. Tilføj tomatpure, vin og krydderier; tilsæt bønnerne. Læg kylling ovenpå bønneblandingen. Læg pølsen oven på kyllingen. Dække over. Kog ved lav varme i 6-8 timer eller ved høj varme i 3-4 timer. Før servering fjernes laurbærbladene og affedtes.
2. Server som gryderet eller med varme kogte ris.
3. 4 til 6 portioner.

BBQ kyllingegryde

INGREDIENSER

- 1 C. Ketchup
- 1/2 kop ahornsirup
- 2 spsk. tilberedt gul sennep
- 2 spsk. Engelsk sauce
- 2 tsk citronsaft
- 1/2 tsk chilipulver
- 1/4 tsk hvidløgspulver
- 4 udbenet, skindfri kyllingebryst eller en blanding af kyllingebryst og lår

FORBEREDELSE

1. Kom alle ingredienser i slowcookeren og kog ved lav varme i cirka 6 timer, eller indtil kyllingen er gennemstegt. Fjern kødet, riv og vend tilbage til saucen. Sæt sandwichboller på eller server over varme ris.
2. Serverer 4 til 6.

stegt kylling med hvidløg

INGREDIENSER

- 1 lille stegt kylling (4 til 5 pund)
- salt og peber
- peberfrugt
- 4 fed hvidløg, hakket
- 4 ounce smør (1 pind)
- 1/2 kop hønsebouillon

FORBEREDELSE

1. Drys kyllingen, indvendigt og udvendigt, med salt, peber og paprika. Fordel halvdelen af hvidløget i hulrummet og fordel resten på ydersiden af fuglen.

2. Læg kyllingen i slowcookeren og kom lidt smør på brysterne.

3. Tilsæt de resterende ingredienser og kog på HIGH i 1 time.

4. Reducer til LAV og kog 5 til 7 timer mere, indtil de er møre og saften er klar.

5. Server hvidløgssmørsaucen sammen med kyllingen.

Crockpot Chicken Chow Mein

INGREDIENSER

- 1 1/2 pund udbenet kyllingebryst, skåret i 1-tommers stykker
- 1 spiseskefuld vegetabilsk olie
- 1 1/2 dl hakket selleri
- 1 1/2 kop hakkede gulerødder
- 6 grønne løg, hakket
- 1 kop hønsebouillon
- 1/3 kop sojasovs
- 1/4 tsk stødt rød peber eller efter smag
- 1/2 tsk malet ingefær
- 1 fed hvidløg, finthakket
- 1 dåse (ca. 12 til 15 ounce) bønnespirer, drænet
- 1 dåse (8 oz) vandkastanjer i skiver, drænet
- 1/4 kop majsstivelse
- 1/3 kop vand

FORBEREDELSE

1. Brun kyllingestykkerne i en stor stegepande. Læg den brunede kylling i slowcookeren. Tilsæt de resterende ingredienser undtagen majsstivelse og vand. Ryste. Dæk til og kog på LAV i 6-8 timer. Sæt slow cooker på HIGH. Bland majsstivelse og vand i en lille skål, rør indtil det er opløst og glat. Rør i slow cooker-væsker. Hold låget lidt på klem for at lade damp slippe ud, kog indtil det er tyknet, cirka 20 til 30 minutter.
2. Server med ris eller chow mein nudler. Kan fordobles til 5 qt. slow cookers/slow cookers.

Crockpot kylling Cordon Bleu

INGREDIENSER

- 6 kyllingebrysthalvdele
- 6 skiver skinke
- 6 skiver schweizerost
- 1/2 sek. Mel
- 1/2 sek. Parmesan
- 1/2 tsk. salt
- 1/4 tsk. Peber
- 3 olieskefulde
- 1 dåse hønsebouillon
- 1/2 glas tør hvidvin

FORBEREDELSE

1. Placer hvert kyllingebryst halvdelen mellem stykkerne af plastfolien og bank forsigtigt for at flade til en jævn tykkelse. Læg en skive skinke og en skive schweizerost på hvert kyllingebryst; rulles sammen og fastgøres med tandstikker eller køkkengarn. Bland mel, parmesanost, salt og peber i en skål. Driv kylling i parmesan-melblanding; afkøles 1 time. Efter kyllingen er afkølet, opvarm en stegepande med 3 spiseskefulde olie; brun kyllingen på alle sider.
2. I crockpot kombineres kyllingebouillon og vin. Tilsæt den brunede kylling og steg på LAV i 4 1/2-5 timer eller HØJ i

cirka 2 1/2 time. Saucen tykkes med en blanding af mel og koldt vand (ca. 2 spsk mel pisket med 2 spsk koldt vand). Kog i cirka 20 minutter mere, indtil det er tyknet.

3. For 6.

Crockpot kylling Cordon Bleu

INGREDIENSER

- 4-6 kyllingebryst (tyndt banket)
- 4-6 stykker skinke
- 4-6 skiver schweizerost eller mozzarella
- 1 dåse svampesuppe (du kan bruge enhver flødesuppe)
-

1/4 kop mælk

FORBEREDELSE

1. Kom skinke og ost på kyllingen. Rul op og fastgør med en tandstik. Læg kyllingen i slowcookeren/Crock Pot, så den ligner en trekant /_\ Læg resten i lag. Bland suppe med mælk; hæld over kylling. Læg låg på og lad det simre i 4 timer, eller indtil kyllingen ikke længere er lyserød. Server over nudlerne med den sauce du laver.
2. Teresas note: Det er den bedste opskrift, jeg har prøvet indtil videre, meget lækker.

Crockpot kyllingemiddag med røget paprika og grøntsager

INGREDIENSER

- 4 udbenede kyllingebrysthalvdele
- 2 pund små hvide kartofler, skrællet og skåret i 1-tommers terninger
- 2 mellemstore gulerødder, skåret i stykker
- 1 mellemstort løg, skåret i tynde skiver
- 1 tsk tørrede persilleflager eller 1 spsk hakket frisk persille
- 1 tsk salt
- 1/4 tsk peber
- 4 spsk smeltet smør, delt
- 2 spsk spansk røget paprika
- 1 spsk citronsaft
- 1 tsk Worcestershire sauce
- 1 spsk honning
- En knivspids salt
- spidskommen

FORBEREDELSE

1. Vask kyllingen og tør den. Kombiner kartofler, gulerødder og løgbåde i en 4- til 6-quart langsom komfur med persille, 1 tsk salt, 1/4 tsk peber og 2 spsk smeltet smør; kaste.
2. Kombiner de resterende 2 spsk smør med røget paprika, citronsaft, Worcestershire sauce, honning, en knivspids salt og en knivspids spidskommen. Gnid kyllingebryst med paprikablanding; arrangere over grøntsagerne.
3. Dæk til og kog på HØJ i 3 1/2-4 1/2 time, eller LAV i 7-9 timer, indtil kyllingen er gennemstegt og grøntsagerne er møre.
4. Til 4 personer.

Bagt kylling Enchiladas

INGREDIENSER

- 1 stor dåse (19 oz) enchiladasauce
- 6 udbenede halvdele af kyllingebryst
- 2 dåser kyllingesuppe
- 1 lille dåse skåret sorte oliven
- 1/2 kop hakket løg
- 1 dåse (4 ounce) knust sød peber
- 16-20 majstortillas
- 16 ounce revet skarp cheddarost

FORBEREDELSE

1. Kog kyllingen og riv den. Bland suppe, oliven, chili og løg. Skær tortillaerne i tern. Dæk slowcookeren med salsa, tortillas, bland suppe, kylling og ost til toppen, og afslut med osten på toppen. Dæk til og kog på LAV i 5-7 timer.
2. Serverer 8 til 10

Crockpot kylling fricassee opskrift

INGREDIENSER

- 1 dåse kondenseret creme af hønsebouillon, reduceret fedtindhold eller Healthy Request
- 1/4 kop vand
- 1/2 kop hakket løg
- 1 tsk malet paprika
- 1 tsk citronsaft
- 1 tsk tørret rosmarin, hakket
- 1 tsk timian
- 1 tsk persilleflager
- 1 tsk salt
- 1/4 tsk peber
- 4 udbenede, skindfrie kyllingebrysthalvdele
- non-stick sprayolie
- .
- Ravioli med purløg
- 3 spsk smør
- 1 1/2 kop mel
- 2 tsk. bagepulver
- 3/4 tsk. salt
- 3 spsk hakket frisk purløg eller persille

- 3/4 kop skummetmælk

FORBEREDELSE

1. Spray slow cooker med nonstick madlavningsspray. Læg kyllingen i slow cooker.
2. Kombiner suppe, vand, løg, paprika, citronsaft, rosmarin, timian, persille, 1 tsk salt og peber; hæld over kylling. Dæk til og kog ved LAV varme i 6-7 timer. En time før servering forbereder du frikadellerne, derefter.
3. Ravioli:
4. Brug en blender eller gafler til at bearbejde de tørre ingredienser og reducere sammen, indtil blandingen ligner groft mel.
5. Tilsæt spidskål eller persille og mælk; rør til det er godt blandet. Brug en teske til at hælde den varme kylling og sauce over. Dæk til og fortsæt med at stege på HIGH i cirka 25 minutter mere, indtil frikadellerne er gennemstegte. Server med kartoffelmos eller nudler sammen med grøntsager eller salat.

Crockpot Kylling Lasagne

INGREDIENSER

- 2 store kyllingebrysthalvdele, uden ben
- 2 stilke selleri, hakket
- 1 lille løg, hakket, eller 1 eller 2 spsk tørret løg, hakket
- 1/2 tsk timian
- Salt og peber efter smag
- 6 til 9 lasagner
- 1 pakke frossen spinat, optøet og presset
- 6 ounce friske svampe, tykke skiver, eller 1 4- til 8-ounce dåse
- 1 1/2 kopper strimlet amerikansk og cheddarostblanding
- 1 dåse "let" fløde med svampesuppe
- 1 dåse tomater med grønne chili
- 1 pakke (1 ounce) tør kyllingesovsblanding
-

3/4 kop reserveret bouillon

FORBEREDELSE

1. I en 2-liters gryde, lad kyllingebryst simre med selleri, løg, timian, salt og peber, indtil de er møre, cirka 25 minutter. Fjern kyllingen og lad den køle af; skæres i små stykker eller knuses. Reserver 3/4 kop bouillon. Kassér den resterende bouillon eller frys den ned for at bruge i en anden opskrift. Skær lasagne i halve; Kog i cirka 5-8 minutter, indtil de er let

bøjelige. Dræn og skyl med koldt vand for lettere håndtering.

2. I en mellemstor skål kombineres suppe, tomater, sauce og reserveret bouillon. Hæld 3/4 kop suppeblanding i en 3 1/2 til 4-quart langsom komfur. Læg 4 til 6 lasagnehalvdele oven på suppeblandingen. Tilsæt 1/3 af spinaten, 1/3 af kyllingen, 1/3 af svampene og 1/2 kop revet ost. Hæld en anden 3/4 kop suppeblanding over alt. Gentag lagene 2 gange mere og afslut med den resterende suppeblanding. Dæk til og kog ved lav varme i 4 til 5 timer. Hvis nudlerne koges for længe, kan de blive grødet, så tjek efter ca. 4 1/2 time.
3. Til 4 personer.

Crockpot kylling Reuben gryderet

INGREDIENSER

- 2 poser (16 ounce hver) surkål, skyllet og drænet
- 1 kop let eller kaloriefattig russisk salatdressing, delt
- 6 udbenede, skindfrie kyllingebrysthalvdele
- 1 spiseskefuld tilberedt sennep
- 4 til 6 skiver schweizerost
- frisk persille, til dekoration, valgfrit

FORBEREDELSE

1. Placer halvdelen af surkålen i en 3 1/2-quart elektrisk langsom komfur. Drys med cirka 1/3 kop af dressingen. Top med 3 kyllingebrysthalvdele og fordel sennep over kyllingen. Pynt med resterende surkål og kyllingebryst. Hæld endnu en kop af dressingen over gryden. Stil den resterende dressing på køl, indtil den skal serveres. Læg låg på og lad det simre i cirka 3 1/2-4 timer, eller indtil kyllingen er helt hvid og mør.
2. Til servering hældes gryden på 6 tallerkener. Pynt med en skive ost og dryp med et par teskefulde russisk sauce. Server straks, pynt med frisk persille, hvis det ønskes.
3. For 6.

Crockpot robust kylling

INGREDIENSER

- 4 til 8 udbenet, skindfri kyllingebryst
- 1 flaske (8 oz) Wishbone Robusto italiensk dressing
- Ægge nudler i 1 lb. pose.
- 4 oz. creme fraiche
- 1/2 kop parmesan plus mere til servering

FORBEREDELSE

1. Læg kyllingebrystene i crock pot. Hæld italiensk dressing over. Dæk til og kog ved lave 7 timer eller høje 3 1/2 timer. Fjern kylling fra crockpot; lad varmen stå på. Tilsæt halvdelen af cremefraiche til saften og rør indtil den er opløst. Varme.
2. Kog tagliatellen og dryp dem godt af. Tilsæt den resterende creme fraiche og parmesanost til nudlerne og rør, indtil de er smeltet. Server kylling over nudler og hæld sauce over kylling.
3. Drys med parmesanost efter smag.

Crockpot kylling med artiskokker

INGREDIENSER

- 1 1/2 til 2 pund udbenede, skindfrie kyllingebrysthalvdele
- 8 ounce friske svampe i skiver
- 1 dåse (14,5 oz) tomater i tern
- 1 pakke frosne artiskokker, 8 til 12 oz.
- 1 kop hønsebouillon
- 1/2 kop hakket løg
- 1 dåse (3-4 ounce) modne oliven i skiver
- 1/4 kop tør hvidvin eller hønsebouillon
- 3 spsk hurtigkogende tapioka
- 2 tsk karrypulver, eller efter smag
- 3/4 tsk hakket tørret timian
- 1/4 tsk salt
- 1/4 tsk peber
- 4 kopper varme kogte ris

FORBEREDELSE

1. Skyl kylling; tør og reserve. Kombiner svampe, tomater, artiskokhjerter, hønsebouillon, hakket løg, skivede oliven og vin i en 3 1/2 til 5-quart langsom komfur. Tilsæt tapioka, karry, timian, salt og peber. Tilføj kylling til crockpot; dryp lidt af tomatblandingen over kyllingen.
2. Dæk til og kog på LAV i 7-8 timer eller på HØJ i 3 1/2-4 timer. Server med varme kogte ris.
3. Til 6-8 portioner.

Crockpot kylling med dijonsennep

INGREDIENSER

- 4 eller 6 udbenede kyllingebrysthalvdele
- 2 spsk dijonsennep
- 1 dåse 98 % fedtfri svampesuppe
- 2 teskefulde majsstivelse
- en knivspids sort peber

FORBEREDELSE

1. Læg kyllingebrysthalvdelene i slow cooker-indsatsen.
2. Bland de resterende ingredienser og hæld over kyllingen.
3. Dæk til og kog ved lav varme i 6 til 8 timer.
4. Til 4 personer.

Crockpot kylling med pasta

INGREDIENSER

- 1 til 1 1/2 pund frossen kylling, optøet
- 1 pakke citron- og urtesauce
- 2 små sommersquash eller zucchini, skåret i to og skåret 1/4 tomme tykke
- 1 bundt grønne løg, skåret 1/2 tomme tykke
- 1/4 kop vand
- Salt og peber efter smag
- 1 kop frosne ærter, optøet i varmt vand
- 3-4 kopper varm kogt pasta (radiatore, spirali osv.), ca. 8 oz.
- 1/2 kop piskefløde

FORBEREDELSE

1. Vask kyllingestykker; kombiner med squash, grønne løg, salsa og vand i Crock Pot; Salt og peber efter smag. Dæk og lad det simre i 5 til 7 timer; tilsæt ærterne de sidste 15 minutter. Tilsæt den varme pasta og fløde de sidste 5 minutter.
2. Serverer 4 til 6.

Crockpot kylling med ris

INGREDIENSER

• 4 til 6 udbenede, skindfri kyllingebryst

• 1 dåse (10 3/4 ounce) kondenseret fløde af svampesuppe eller fløde af kyllingesuppe

• 1/2 kop vand

• 3/4 kop omdannet ris, ubehandlet

• 1 1/2 dl hønsebouillon

• 1 eller 2 kopper frosne grønne bønner, optøet

FORBEREDELSE

1. Læg kyllingebrystene i crock pot. Tilsæt fløde af svampesuppe og 1/2 kop vand.
2. Tilsæt 3/4 kop af ris og hønsebouillon.
3. Tilsæt de grønne bønner.
4. Dæk til og kog ved LAV varme i 6 timer, eller indtil kyllingen er gennemstegt og risene er møre.
5. Serverer 4 til 6.

Crockpot kylling med tomater

INGREDIENSER

- 4 eller 6 kyllingebrysthalvdele
- 2 grønne peberfrugter, skåret i skiver
- 1 dåse hakkede stuvede tomater
- 1/2 flaske italiensk dressing (fedtfattig hvis det ønskes)

FORBEREDELSE

1. Placer kyllingebryst, grønne peberfrugter, stuvede tomater og italienske krydderier i slow cookeren eller crock pot og kog hele dagen (6 til 8 timer) ved lav varme.

Kylling Cola Crockpot Cola Opskrift

INGREDIENSER

- 4 til 6 kyllingebryst
- 1/4 kop tomatsauce
- 1/4 kop cola, almindelig eller diæt, eller Dr. Pepper
- 1/4 kop finthakket løg
- 1/4 kop finthakket grøn peberfrugt eller en kombination af rød og grøn
-

en knivspids hvidløgspulver

FORBEREDELSE

1. Spray gryde med madlavningsspray. Læg kyllingebrysthalvdelene i gryden. Kombiner tomatsauce, cola, løg, grøn peber og hvidløgspulver; hæld over kylling. Dæk til og kog på LAV i 5-6 timer. Server kyllingen med saucen.
2. Serverer 4 til 6.

Crockpot hvidløg og timian kylling

INGREDIENSER

-

5 fed hvidløg, hakket

- 1 dynget tsk tørrede timianblade, smuldret
- 6 kyllingebrysthalvdele, udbenet og uden skind
- 1/4 kop appelsinjuice
- 1 spsk balsamicoeddike

FORBEREDELSE

1. Vask kyllingebryst halvdele; tør. Placer kylling i slow cooker; drys med hvidløg og timian, og hæld derefter appelsinjuice og eddike over kyllingen. Dæk til og kog på LAVT i 6 timer.
2. Fjern kyllingen og hold den varm. Skum fedt fra juice, og si derefter juice i en gryde. Bring saften i kog, og fortsæt med at koge, indtil den er reduceret til ca. 1 kop eller ca. 10 minutter. Server kyllingen med saften.
3. Serverer 4 til 6.

Crockpot urtekylling med fyld

INGREDIENSER

- 1 dåse (10 1/2 ounce) fløde kyllingesuppe med urter
- 1 dåse (10 1/2 ounce) fløde selleri eller fløde af kyllingesuppe
- 1/2 glas tør hvidvin eller hønsebouillon
- 1 tsk tørrede persilleflager
- 1 tsk tørrede timianblade, smuldret
- 1/2 tsk salt
- En knivspids sort peber
- 2 til 2 1/2 kopper krydret fyldkrummer, ca. 6 ounce, delt
- 4 spsk smør, delt
- 6 til 8 udbenede, skindfri kyllingebryst

FORBEREDELSE

1. Kombiner supper, vin eller bouillon, persille, timian, salt og peber.
2. Vask kyllingen og tør den.
3. Smør let en 5- til 7-liters slow cooker-indsats.
4. Drys cirka 1/2 kop fyldkrummer på bunden af gryden og dryp med cirka 1 spsk smør.
5. Top med halvdelen af kyllingen, derefter halvdelen af det resterende krummefyld. Dryp med halvdelen af det resterende smør og hæld halvdelen af suppeblandingen over.
6. Gentag med den resterende kylling, fyld crumbles, smør og suppeblanding.
7. Dæk til og steg ved LAV varme i 5-7 timer, eller indtil kyllingen er gennemstegt.
8.

Serverer 6 til 8.

Fyldt bagt kylling

INGREDIENSER

- 6 udbenede, skindfri kyllingebryst, halve skind
- 6 tynde skiver hel kogt skinke
- 6 skiver schweizerost
- 1/4 kop universalmel
- 1/4 kop revet parmesan
- 1/2 tsk tørrede timianblade
- 1/4 tsk paprika
- 1/4 tsk peber
- 3 spiseskefulde vegetabilsk olie
- 1 dåse ufortyndet kondenseret kyllingesuppe eller urtecreme af kyllingesuppe
- 1/2 kop hønsebouillon
- Hakket frisk persille eller purløg, valgfrit

FORBEREDELSE

1. Læg hvert kyllingebryst mellem stykker af plastfolie. Pisk forsigtigt og flad kyllingen jævnt, indtil den er omkring 1/8 tomme tyk. Læg 1 skive skinke og ost på hvert bryst. Rul kylling op; stik i enderne og fastgør med en tandstik. Bland mel, parmesanost, timian, paprika og peber; pel kylling på alle sider. Dæk til og stil på køl i 1 time. Brun kyllingen hurtigt på alle sider i varm olie ved middel-lav varme i en stor stegepande.
2. Overfør til en 5- til 6-quart langsom komfur. Kombiner suppe og hønsebouillon; hæld over kylling. Dæk til og kog ved LAV varme i cirka 6 timer, indtil de er gennemstegte. Fjern tandstikkerne og pynt med persille eller purløg, hvis det ønskes.
3. For 6.

Sød og sur kylling crockpot opskrift

INGREDIENSER

- 4 spsk smør, smeltet
- 3/4 sek. Ketchup
- 1/2 sek. Hvid eddike
- 3/4 sek. brunt sukker
- 3 spsk Worcestershire sauce
- 2 fed hvidløg, hakket
- Salt og peber efter smag
- chiliflager eller stødt cayennepeber
- 1 1/2 sek. Hønsekødssuppe
- 6 udbenede, skindfrie kyllingebrysthalvdele
- 1 dåse (8 eller 9 ounce) ananasstykker, drænet
-

peberstrimler, valgfrit

FORBEREDELSE

1. Læg kyllingen i slow cooker.
2. Kombiner smeltet smør, tomatsauce, eddike, brun farin, Worcestershire sauce, hakket hvidløg, salt og peber, varm peber, hønsebouillon; hæld over kylling.
3. Dæk til og kog på LAV i 5 til 7 timer, indtil kyllingen er mør, men stadig fugtig.
4. Tilsæt ananas og peberfrugt, hvis du bruger, og kog derefter i 20 minutter mere.
5. Det tjener

Dawn's Lemon Chicken

INGREDIENSER

- 4 udbenede, skindfrie kyllingebrysthalvdele
- 2 citroner
- 1 tsk citronpeber
- 1 tsk malet paprika

FORBEREDELSE

1. Læg kyllingebryst i en langsom komfur. Pres saften af en halv citron over kyllingen. Drys citronpeber og paprika ovenpå. Skær den resterende halve citron i tynde skiver. Læg skiverne rundt om kyllingen. Dæk til og kog på HIGH i 3 til 4 timer.

Debbie's Crockpot fyldt kylling

INGREDIENSER

- 1 pakke urtekrydret fyldblanding, tilberedt
- 4 til 6 udbenede kyllingebryst eller hudløse lår •
- 1 dåse (10 3/4 ounce) kondenseret fløde med kyllingesuppe, ufortyndet
- 1 dåse (3 til 4 ounce eller mere) skivede svampe, drænet

FORBEREDELSE

1. Smør bunden og siderne af slowcookeren.
2. Forbered pakket (eller hjemmelavet) fyld med smør og væske som anvist på pakken.
3. Læg det tilberedte fyld i bunden af den smurte slow cooker.
4. Læg kyllingestykkerne ovenpå fyldblandingen. Kyllingen kan overlappe hinanden, men prøv at arrangere den så lidt som muligt. Hvis der er plads, kan du bruge mere kylling.
5. Hæld den kondenserede fløde af hønsebouillon over kyllingen. Du kan også bruge fløde af svampesuppe eller fløde af selleri suppe, alt efter hvad du foretrækker. Komplet med svampe. Sørg for at blande svampene lidt, så de er overtrukket i suppen.
6. Dæk til og kog ved svag varme i 5-7 timer.

• Kyllingebryst har en tendens til at tørre ud over en lang tilberedningstid, så tjek dem først. Lår er federe end kyllingebryst, så de kan tage længere tid at tilberede.

Dianas kyllingekonge

INGREDIENSER

- 1 1/2 til 2 pund udbenet kylling
- 1 til 1 1/2 kopper gulerødder skåret i stave
- 1 bundt grønne løg (spidskål) skåret i 1/2-tommers stykker
- 1 Kraftkrukke peberflødeostspredning eller peberfrugt og oliven (5 ounce)
- 1 dåse 98% fedtfri kyllingesuppe
- 2 spsk tør sherry (valgfrit)
- Salt og peber efter smag

FORBEREDELSE

1. Placer alle ingredienser i slow cookeren/slow cookeren (3 1/2 liter eller større) i den angivne rækkefølge; bland for at kombinere. Dæk til og kog ved svag varme i 7-9 timer. Server over ris, toast eller kiks.
2. Serverer 6 til 8.

Kylling og grøntsagsdild

INGREDIENSER

- 1 til 1 1/2 pund kyllingenuggets, skåret i 1-tommers stykker
- 1 spsk tørret løg, hakket (eller små løg, hakket)
- 1 dåse 98% almindelig eller reduceret svampesuppe
- 1 pakke (1 oz) svampesauce (du kan erstatte kylling eller countrysauce)
- 1 kop babygulerødder
- 1/2 til 1 tsk dild
- salt og peber efter smag
-

1 kop frosne ærter

FORBEREDELSE

1. Kombiner de første 7 ingredienser i slow cooker/Crock Pot; læg låg på og lad det simre i 6-8 timer. Tilsæt de frosne ærter de sidste 30-45 minutter. Server med ris eller kartoffelmos.
2. Til 4 personer.

Dons søde og sure kyllingeopskrift

INGREDIENSER

- 2 til 4 kyllingebryst uden skind
- 1 stort løg, hakket groft
- 2 peberfrugter, groft hakket (en grøn, en rød)
- 1 kop broccolibuketter
- 1/2 kop gulerodsstykker
- 1 stor dåse ananasstykker (dræn og OPBEVAR saften)
- 1/4-1/2 kop brun farin (du kan bruge almindeligt sukker)
- Vand/vin/hvid druesaft/appelsinjuice mv. efter behov for yderligere væske
- 1 spiseskefuld majsstivelse for hver kop væske du får
- varm sauce efter smag, valgfri
- salt og peber efter smag, valgfrit
- kanel, valgfrit
- allehånde, valgfrit
- søm, valgfrit
- karrypulver, valgfrit

FORBEREDELSE

1. Læg kyllingebryst i en langsom komfur eller bouillon. Tilsæt løg, peberfrugt, broccoli og gulerødder og pisk, indtil det er godt blandet, uden klumper af sukker, væske, krydderier, majsstivelse eller sukker. Hæld over kylling. Hvis der ikke er nok juice, tilsæt væsken efter eget valg for at bringe den til det ønskede niveau. (HUSK DOG: For hver kop ekstra væske tilsættes endnu en spiseskefuld majsstivelse, før den hældes i slow cookeren.)
2. Dæk til og kog 6 til 8 timer på LAV. Nogle gange ændrer jeg opskriften ved at bruge frugtcocktails og lidt mindre sukker, ananas eller abrikoskonserves eller endda appelsinmarmelade. (Der skal ikke majsstivelse til, når du bruger konserves, og selvfølgelig heller ikke sukker. Brug din fantasi. Husk, at sødt og surt grundlæggende er frugtjuice og eddike.

Nem Slow Cooker osteagtig kylling

INGREDIENSER

- 6 udbenede, skindfrie kyllingebrysthalvdele
- Salt og peber efter smag
- hvidløgspulver efter smag
- 2 dåser kondenseret fløde af kyllingesuppe
- 1 dåse kondenseret cheddarostsuppe

FORBEREDELSE

1. Skyl kyllingen og drys med salt, peber og hvidløgspulver. Tilsæt ufortyndet suppe og hæld over kyllingen i crock pot.
2. Dæk til og kog ved lav varme i 6 til 8 timer.
3. Server over ris eller nudler.
4. For 6.

Nem kylling med mandler

INGREDIENSER

- 4 til 6 kyllingebryst, vasket, uden skind
- 1 dåse (10 3/4 oz) fløde kyllingesuppe
- 1 spsk citronsaft
- 1/3 kop mayonnaise
- 1/2 kop selleri i tynde skiver
- 1/4 kop finthakkede løg
- 1/4 kop drænet stødt rød peber
- 1/2 kop mandler i flager eller skiver
- hakket frisk persille, valgfrit

FORBEREDELSE

1. Læg kyllingebrystene i bunden af slow cookeren. I en skål kombineres suppe, citronsaft, mayonnaise, selleri, løg og rød peberflager; hældes over kyllingebryst. Dæk til og lad det simre, 5 til 7 timer, indtil kyllingen er mør (udbenede kyllingebrysthalvdele tager kortere tid end udbenede). Flyt kyllingebrystene over på en tallerken og hæld saften over dem. Top med et drys mandler og persille, hvis det ønskes.
2. Server med varme kogte ris og dampet broccoli.
3. Serverer 4 til 6.

Nem kylling med kartofler

INGREDIENSER

- 4 udbenede, skindfrie kyllingebrysthalvdele
- 1/2 kop italiensk salatdressing
- 1 tsk italiensk krydderi (eller bland basilikum, oregano, stødt rød peber og hvidløgspulver til det samme)
- 1/2 kop revet parmesanost eller romano ost
- 4 til 6 mellemstore kartofler, skrællet og skåret i skiver eller tykke skiver

FORBEREDELSE

1. Læg kyllingen i bunden af crock pot, drys med halvdelen af det italienske krydderi, krydderier og revet ost. Læg kartofler på eller omkring kyllingen. Drys med resten af dressingen, krydderier og ost.
2. Lad det simre i cirka 6 til 8 timer, eller indtil kyllingen er gennemstegt og kartoflerne er møre.

Nem Crockpot kylling og grøntsager

INGREDIENSER

- 6 udbenede, skindfrie kyllingebrysthalvdele
- kosher salt og friskkværnet sort peber efter smag
- 1 tsk hvidløgspulver
- 1 tsk granuleret hønsebouillon eller kyllingebund
- 2 dåser (ca. 15 ounce hver) hele kartofler, drænet
- 1 pakke (10 til 12 ounce) frosne hakkede grønne bønner
- 1 dåse (8 oz) vandkastanjer i skiver
- 1 kop italiensk salatdressing, fedtfattig eller fedtfri
-

3 tsk majsstivelse

FORBEREDELSE

1. Drys kyllingestykkerne med kosher salt, friskkværnet sort peber og hvidløgspulver. Drys med hønsebouillongranulat eller kyllingebund.

2. Top kyllingen med kartoflerne, derefter grønne bønner og vandkastanjer. Drys let med salt og peber og hæld salatdressingen over.
3. Dæk til og kog på LAV i 4-6 timer.
4. Brug en hulske til at fjerne kylling og grøntsager på en tallerken og dæk med aluminiumsfolie for at holde varmen.
5. For at tykne væsker, dræn dem i en gryde. Bring i kog ved høj varme.
6. Bland de 3 teskefulde majsstivelse med cirka 2 spsk koldt vand, indtil majsstivelsen er opløst. Tilsæt til kogende væsker og kog under omrøring, indtil det er tyknet. Server med kyllingen og grøntsagerne.

Cindy's Easy Crockpot Chicken Santa Fe

INGREDIENSER

- 1 dåse (15 oz) sorte bønner, skyllet og drænet
- 2 dåser (15 oz) hele majs, drænet
- 1 kop tyk, tyk salsa på flaske, din favorit
- 5 eller 6 udbenede, skindfrie kyllingebrysthalvdele (ca. 2 pund)
-

1 kop revet cheddarost

FORBEREDELSE

1. Kombiner sorte bønner, majs og 1/2 kop salsa i en 3 1/2 til 5-quart langsom komfur.
2. Top med kyllingebryst, og dryp derefter den resterende 1/2 kop sauce over kyllingen. Dæk til og kog på HIGH i 2 1/2-3 timer, eller indtil kyllingen er mør og helt hvid. Lad være med at overkoge, ellers bliver kyllingen tør.
3. Drys ost på toppen; dæk og kog indtil osten er smeltet, ca. 5 til 15 minutter.
4. For 6.

Nem Crockpot kylling med nudler

INGREDIENSER

• 1 til 1 1/2 pund udbenet kylling, bryst eller lår

• 1/4 glas hvidvin

• 1 dåse (10 3/4 ounce) kondenseret fløde af svampesuppe (eller fløde af kyllingesuppe)

• 1 kop creme fraiche

• 1/4 kop mel

• Salt og peber efter smag

•

kogte nudler

FORBEREDELSE

1. Læg kyllingen i crock pot. Bland vin og suppe i en skål; hæld over kylling.
2. Dæk til og steg på LAV i 6-7 timer eller HØJ i 3-4 timer, eller indtil kyllingen er gennemstegt.
3. Før servering blandes creme fraiche med mel indtil glat; Tilsæt blandingen til kylling og juice.
4. Smag til og tilsæt salt og peber efter smag.
5. Opvarm i 30 minutter mere på LAV.
6. Server kylling og sauce med varme kogte nudler.

Nem Crockpot Pepper Jack kylling

INGREDIENSER

- 4 til 6 kyllingebryst, udbenet og uden skind
- peberstrimler (kan være en kombination af frosne peberfrugter)
- 1 dåse Pepper Jack ostesuppe
- 3 spiseskefulde tyk sauce

FORBEREDELSE

1. Bland alle ingredienserne. Dæk til og kog ved LAV varme i 5-6 timer, indtil kyllingen er mør.
2. Serverer 4 til 6.

Nem italiensk krydret kylling

INGREDIENSER

- 4 eller 6 kyllingebrysthalvdele
- 1/4 kop tør hvidvin
- 1 pose Good Seasons Italian Salat Dressing

FORBEREDELSE

1. Brun kyllingebrystene i en stor stegepande i lidt olie. Læg kyllingen i en gryde. Dryp krydderblandingen over kyllingen; tilsæt vinen. Dæk til og kog ved høj effekt i cirka 3 til 4 timer, eller indtil kyllingen er mør og saften er klar.

Easy Pepper Jack Kyllingepeber

INGREDIENSER

• 4 til 6 kyllingebryst, udbenet og uden skind

• peberstrimler (brug en kombination af sauterede peberstrimler med frisk eller frossen peberfrugt)

• 1 dåse Pepper Jack ostesuppe

• 3 spiseskefulde tyk sauce

FORBEREDELSE

1. Bland alle ingredienserne. Dæk til og kog ved LAV varme i 5-6 timer, indtil kyllingen er mør. Serverer 4 til 6.
2. Server med mexicanske ris, makaroni og ost eller varm kogte ris.

Nemt fyldte kyllingeruller

INGREDIENSER

- 6 udbenede kyllingebrysthalvdele
- 6 tynde skiver skinke
- 6 tynde skiver schweizisk eller anden ost
- 1/4 til 1/2 kop mel
- 8 ounce champignon i skiver
- 3/4 kop hønsebouillon
- 1/4 glas tør hvidvin
- 1/4 tsk tørret rosmarin, hakket
- 1/4 kop revet parmesan
- 2 teskefulde majsstivelse
- 1 spsk vand
- 1 tsk Gravy Magic eller anden brunende sauce
- Salt og peber efter smag

FORBEREDELSE

1. Læg kyllingebryst mellem ark vokspapir eller plastfolie; pund for at flade. På hvert kyllingebryst lægges en skive skinke og en skive ost; rulle sammen og sikre med tandstikker. Rul kyllingerullerne i melet. Læg svampene i en slow cooker, og tilsæt derefter kyllingerullerne. Kombiner kyllingebouillon, vin og rosmarin; hæld over kylling. Drys med parmesanosten. Dæk til og kog på LAVT i 6 timer.
2. Fjern kyllingen for at varme pladen. Kombiner majsstivelse, vand og sauce for at brune saucen; Tilsæt kyllingesaft og rør, indtil det er tyknet. Tilsæt salt og peber efter smag; hæld saucen over kyllingerullerne.
3. For 6.

Favorit opskrift på hvid kylling chili

INGREDIENSER

- 1 kg kylling, skåret i små stykker (jeg kan godt lide at bruge udbenet bryst på grund af dets "lethed" og lavere fedtindhold)
- 1 kop hakket løg
- 1 dåse (eller tilsvarende) hønsebouillon
- 2 fed hvidløg, finthakket
- 2 teskefulde spidskommen (selv jord kan ikke modstå langvarig kogning)
- 1/2 tsk tørrede oreganoblade
- Hvide bønner (great northern eller cannellini) 3- til 15-ounce dåser, drænet og skyllet
- 1 eller 2 hakkede røde, grønne eller gule peberfrugter eller en kombination
- jalapeñopeberfrugter, friske, på dåse eller på dåse, valgfri eller "efter smag" (afhængigt af hvor meget du kan lide det!)

FORBEREDELSE

1. Kombiner kylling, løg, hønsebouillon, hvidløg, spidskommen og oregano i en 4- eller 6-quart langsom komfur.
2. Lad simre (ca. 3-5 timer, afhængig af din tidsplan)
3. Tilsæt de afdryppede bønner.
4. Her er den vigtige del, hvis du ikke vil have grødet chili. Tilsæt peberfrugt og jalapenopeber (hvis du bruger) tidligst den sidste time til halvanden time før servering.
5. Top hver servering med revet Monterey jack ost og/eller revne tortillachips, hvis det ønskes.

Hvidløg Kylling Alfredo

INGREDIENSER

- 1 krukke (16 oz) cremet hvidløg Alfredo Sauce eller Alfredo Sauce
- 4 til 6 udbenet kyllingebryst
- 1 dåse (4 oz) skivede svampe, drænet
- 8 ounce spaghetti, kogt varm
- Revet parmesanost

FORBEREDELSE

1. Hæld cirka 1/3 af saucen i slowcookeren. Placer kylling i slow cooker; Top med svampe og den resterende sauce. dæk til og kog ved LAV varme i 6-8 timer. Server med varm kogt spaghetti, parmesanost og en dresset salat.
2. Serverer 4 til 6.

Græsk kylling med kyllingebryst og tomater, Slow Cooker

INGREDIENSER

- 4 til 6 kyllingebryst uden skind
- 1 liter. dåse (15 oz) tomatsauce
- 1 dåse (14,5 oz) tomater i tern med juice
- 1 dåse champignon i skiver
- 1 dåse (4 ounce) modne oliven i skiver
- 2 fed hvidløg, hakket
- 1 spsk. citronsaft
- 1 tsk. tørrede oregano blade
- 1/2 kop hakket løg
- 1/2 sek. tør hvidvin (valgfrit)
- 2 kopper varme kogte ris
- Salt efter smag

FORBEREDELSE

1. Vask kyllingen og tør den. Bages ved 350° i cirka 30 minutter. Imens kombineres alle andre ingredienser (undtagen ris). Skær kyllingen i tern og tilsæt den til saucen; læg låg på og lad det simre i 4 til 5 timer. Server kylling og sauce med varme kogte ris.
2. Serverer 4 til 6.

Urtekylling med vilde ris, Slow Cooker

INGREDIENSER

- 1 til 1 1/2 pund kyllingenuggets eller udbenede kyllingebrysthalvdele
- 6 til 8 ounce skivede svampe
- 1 spiseskefuld vegetabilsk olie
- 2 eller 3 skiver smuldret bacon eller 2 spsk ægte baconstykker
- 1 tsk smør
- 1 æske (6 oz.) Uncle Bens (kyllingsmag) langkornet og vilde ris
- 1 dåse fløde-, urte- eller naturlig hønsebouillon
- 1 kop vand
- 1 tsk urteblanding, såsom fine urter eller en blanding af dine favoritter; persille, timian, estragon mv.

FORBEREDELSE

1. Svits kyllingestykker og champignon i olie og smør, indtil kyllingen er let brunet. Placer bacon i bunden af en 3 1/2 til 5-quart langsom komfur. Læg risene ovenpå baconen.

Krydderipakkebog. Placer kylling bud over ris; Hvis du bruger kyllingebryst, så skær dem i strimler eller tern. Hæld suppen over kyllingen, og tilsæt derefter vandet. Top med ingredienser og drys med urteblanding. Dæk til og kog på LAV i 5 1/2 - 6 1/2 time, eller indtil risene er møre (ikke grødet).

2. Serverer 4 til 6.

Honning ingefær kylling

INGREDIENSER

- 3 pund kyllingebryst uden skind
- 1 1/4 tommer frisk ingefærrod, skrællet og finthakket
- 2 fed hvidløg, hakket
- 1/2 kop sojasovs
- 1/2 kop honning
- 3 spsk tør sherry
- 2 spsk majsstivelse blandet med 2 spsk vand

FORBEREDELSE

1. Kombiner ingefær, hvidløg, sojasovs, honning og sherry i en lille skål. Dyp kyllingestykker i sauce; læg kyllingestykker i en langsom komfur; hæld den resterende sauce over det hele. Dæk til og kog på LAV i cirka 6 timer.
2. Fjern kyllingen fra den varme serveringsplade og hæld væsker i en stegepande eller stegepande. Bring i kog og fortsæt med at simre i 3 til 4 minutter for at reducere lidt. Pisk majsstivelse i sauceblandingen.
3. Kog ved svag varme, indtil det er tyknet. Hæld noget af saucen over kyllingen og purér resten.
4. Server kyllingen med de varme ris.

Sød og sur kylling, Slow Cooker

INGREDIENSER

- 4 til 6 kyllingebryst, uden skind og ben
- 1 kop lavt natrium kyllingebouillon
- 1 æske Knorr Hot and Sour Suppe Mix

FORBEREDELSE

1. Placer kyllingebryst i crock pot; Tilsæt sød og sur suppeblanding. Hæld hønsebouillonen over det hele og lad det simre i 5-6 timer.
2. Server med ris eller pasta. Den søde og sure kyllingeopskrift serverer 4 til 6.

Italiensk kylling med broccoli og flødesauce

INGREDIENSER

- 4 udbenede kyllingebrysthalvdele
- 2 pakker Good Seasons Italian dressing
- 1/2 kop vand
- 1 pakke (8 oz). flødeost, blødgjort
- 1 dåse (10 1/2 oz.) kondenseret creme af kyllingesuppe
- 1 dåse (4 oz.) svampe, drænet
- 8 oz. frosne broccoli udskæringer
- 1 pund linguine, kogt og drænet

FORBEREDELSE

1. Skær kyllingen i stykker og kom den i gryden.
2. Bland salatdressingen med vandet og hæld over kyllingen.
3. Dæk til og kog ved svag varme i cirka 3 timer. Pisk flødeost og suppe i en lille skål, indtil det er kombineret. Tilsæt svampe og hæld blandingen over kyllingen.
4. Tilsæt broccolistykkerne og kog ca. 1 time mere.
5. Server kyllingesauce over varm kogt linguine.

Italiensk Kylling med Spaghetti, Slow Cooker

INGREDIENSER

- 1 dåse (8 oz) tomatsauce
- 6 til 8 udbenede, skindfri kyllingebryst
- 1 dåse (6 oz) tomatpure
- 3 spsk vand
- 3 mellemstore fed hvidløg, hakket
- 2 teskefulde tørrede oreganoblade, hakket
- 1 tsk sukker, eller efter smag
- varm kogt spaghetti
- 4 ounce revet mozzarellaost
- Revet parmesanost

FORBEREDELSE

1. Hvis det ønskes, brun kylling i varm olie; at dræne. Drys rigeligt med salt og peber. Læg kyllingen i slow cooker. Kombiner tomatsauce, tomatpure, vand, hvidløg, oregano og sukker; hæld over kylling. Dæk til og kog på LAV i 6-8 timer. Fjern kyllingen og hold den varm. Tænd komfuret på høj varme, rør mozzarellaen i saucen. Kog uden låg, indtil osten er smeltet og saucen er gennemvarmet.
2. Server kylling og sauce over varm kogt spaghetti. Server med parmesanost.
3. Serverer 6 til 8.

Blå Snor. Karlas Slow Cooker kylling

INGREDIENSER

- 4 til 6 kyllingebryst (tyndt banket)
- 4 til 6 tynde skiver skinke
- 4 til 6 skiver schweizisk ost eller mozzarella
- 1 dåse svampesuppe (du kan bruge enhver flødesuppe)
-

1/4 kop mælk

FORBEREDELSE

1. Kom skinke og ost på kyllingen. Rul op og fastgør med en tandstik. Læg kyllingen i cp, så den ligner en trekant /_\ Overlap resten. Bland suppen og mælken. Hæld over kylling.
2. Læg låg på og lad det simre i 4 til 6 timer, eller indtil kyllingen ikke længere er lyserød.
3. Server med de varme nudler kogt sammen med saucen.

Kathys søde og sure kylling

INGREDIENSER

- 6 gennemsnit. gulerødder, skåret i 1/2-tommers stykker eller strimler
- 1/2 kop finthakket grøn peber
- 1/4 kop finthakket løg
- 6 kyllingebrysthalvdele, med eller uden skind
- 1/2 tsk. salt
- 1 dåse (10 oz.) sød og sur sauce
- 1 dåse (15 oz.) ananasstykker, drænet
- 2 spsk. majsstivelse

FORBEREDELSE

1. Kom alle ingredienser i en slow cooker eller gryde med kyllingen ovenpå.
2. Dæk til og kog ved lav varme i 6 til 8 timer. Fjern kyllingen og tyk saften med 2 spsk opløst majsstivelse for at lave en mellemtyk pasta med lidt koldt vand.
3. Hæld sauce over kyllingebryst eller fjern kyllingen fra benet og rør i sauceblandingen. Server med varme kogte ris.

Lazy Crockpot kylling med svampe

INGREDIENSER

- 4 eller 6 udbenede kyllingebrysthalvdele
- salt, peber og paprika
- 1 dåse (10 3/4 ounce) kondenseret fløde af svampesuppe (eller fløde af kyllingesuppe)
- 1/4 kop universalmel
- 1 dåse eller krukke (4 til 6 ounce) skivede svampe

FORBEREDELSE

1. Skyl kyllingebrystene og dup dem tørre. Drys med salt, peber og paprika på begge sider. Læg kyllingebrystene i slowcookeren. Bland de resterende ingredienser og hæld over kyllingen.
2. Dæk til og steg ved LAV varme ca. 6 timer, indtil kyllingen er gennemstegt og mør, men ikke tør.
3. Server over pasta, ris eller kartoffelmos.

Kyllingebryst med citron og rosmarin

INGREDIENSER

- 1/2 sek. citronsaft
- 1 spsk. vegetabilsk olie
- 1 fed hvidløg, knust
- 1 tsk. tørret rosmarin
- 1/4 tsk. salt
- 1/4 tsk. Peber
- 1 1/2 til 2 pund udbenet, skindfri kyllingebryst

FORBEREDELSE

1. Læg citronsaft, olie, hvidløg, rosmarin, salt og peber i en stor madpose. Tilsæt kyllingen. Luk posen og mariner i køleskabet i 3-4 timer, vend posen af og til. Læg kyllingen i slowcookeren og hæld marinaden over. Dæk til og kog i 6 til 8 timer, eller indtil de er møre, og drys af og til med marinaden, hvis det er muligt. Du kan tilføje frossen broccoli og gulerødder 1 til 1 1/2 time før de er klar.
2. Serverer 4 til 6.

Lys kylling Stroganoff

INGREDIENSER

- 1 kop fedtfri creme fraiche
- 1 spsk Gold Metal Gold universalmel
- 1 pose kyllingesauce (ca. 30 gram)
- 1 kop vand
- 1 pund udbenet, skindfrit kyllingebryst, skåret i 1-tommers stykker
- 16 ounce frosne Californien blandede greens, optøet
- 1 kop skåret champignon, sauteret
- 1 kop frosne ærter
- 10 ounce kartofler, skrællet og skåret i 1-tommers stykker, ca. 2 mellemstore kartofler, skrællede
- 1 1/2 kop Bisquick® kageblanding
- 4 grønne løg, hakket (1/3 kop)
- 1/2 kop 1% skummetmælk

FORBEREDELSE

1. Blend creme fraiche, mel, sauceblanding og vand i en 3-1/2 til 5-quart crockpot indtil glat. Bland kylling, grøntsager og svampe. Læg låg på og lad det simre i 4 timer, eller indtil kyllingen er mør og saucen er tyknet. Kombiner ærterne. Tilsæt kogeblanding og løg. Tilsæt mælk, indtil det er fugtet. Hæld dejen ved at hæve spiseskefulde over kylling og grøntsagsblandinger. Dæk til og kog over høj varme i 45 til 50 minutter, eller indtil en tandstik indsat i midten af frikadellerne kommer ren ud.
2. Server 4 portioner med det samme.

Lori's Glazed Chicken Crockpot

INGREDIENSER

- 6 ounce appelsinjuice, frosset koncentrat, optøet
- 6 halvdele af kyllingebryst
- 1/2 tsk merian eller timianpulver
- 1/8 tsk stødt muskatnød
- en knivspids hvidløgspulver
- 1/4 kop koldt koldt vand
- 2 spsk majsstivelse

FORBEREDELSE

1. I en lille skål kombineres det optøede appelsinjuicekoncentrat med merian, hvidløgspulver og stødt muskatnød. Vask kylling og dup tør; Dyp stykkerne i appelsinjuiceblandingen for at dække dem helt. Placer i slowcooker/Crock Pot. Hæld den resterende appelsinjuiceblanding over kyllingen. Læg låg på og lad det simre i 6 til 8 timer, eller indtil kyllingen er mør og saften er klar.
2. Når kyllingen er klar, overføres den til serveringsfadet.
3. Hæld den resterende sauce i gryden. Bland majsstivelse og vand og tilsæt saften i gryden. Kog over medium varme, under konstant omrøring, indtil den er tyk og luftig. Server saucen over kyllingen.

Kylling i Maries vin

INGREDIENSER

- 4 udbenede kyllingebrysthalvdele
- Mel
- salt og peber
- 1/2 glas tør hvidvin
- 1 dåse champignonsuppe
- 1/2 kop hakket løg

FORBEREDELSE

1. Skær 4 udbenede, skindfri kyllingebryst i cirka 1-tommers stykker. Mel let og drys med salt og peber. Hæld 1/2 kop hvid madlavningsvin i slow cooker, tilsæt kylling. Hæld i en dåse fløde med svampesuppe og 1/2 kop hakket løg. Blande. Tilsæt ikke vand, da det laver sin egen sauce. Kog ved lav i 7-8 timer eller høj i 4-5 timer. Server over ægnudler eller hvad du nu kan lide.
2. Til 4 personer.

Kylling karry med marmelade

INGREDIENSER

- 4 til 6 udbenet, skindfri kyllingebryst
- 3/4 kop appelsinmarmelade
- 1/4 kop vand
- 1 tsk karrypulver
- 1/8 tsk cayennepeber
- Salt og peber efter smag

FORBEREDELSE

1. Bland alle ingredienser i slowcookeren. Dæk til og kog ved svag varme i 5-7 timer. Server kyllingebryst med saft over varme kogte ris. Hvis det ønskes, tyk saften med en spiseskefuld majsstivelse blandet med en lille mængde vand.
2. Serverer 4 til 6.

middelhavskylling

INGREDIENSER

- 6 udbenede, skindfri kyllingebryst
- 1 stor dåse tomatsauce
- 1 lille dåse tomatpuré
- 1 dåse champignon i skiver
- 1 dåse modne oliven, skåret i skiver eller hele
- 1 spsk hvidløg
- 1 spsk citronsaft
- 1 tsk oregano
- 1 hakket løg
- 1/2 glas tør hvidvin, valgfrit
- varme kogte ris
- Salt efter smag

FORBEREDELSE

1. Vask kyllingen og tør den. Kom alle ingredienserne i slowcookeren undtagen risene. Dæk til og kog ved svag varme i 6-8 timer. Server kylling og sauce over ris.
2. For 6.

Michelles søde og sure kylling, slow cooker

INGREDIENSER

- 4 mellemstore gulerødder, skåret i skiver
- 1 stilk selleri, skåret i skiver
- 1/2 sek. hakket grøn peber
- 1/2 sek. hakket løg
- 3 kyllingebryst, skåret på langs
- 1/2 tsk. salt
- 1 krukke (10 oz) sød og sur sauce
- 1 - 151/2 oz. dåse ananas bidder, drænet
- 3 spiseskefulde majsstivelse
- 3 spsk koldt vand
- Varm kogte ris

FORBEREDELSE

1. I en langsom komfur placeres gulerødder, selleri, grøn peber og løg. Top med kyllingebryst. Drys med salt. Hæld den søde og sure sauce og ananasstykker over det hele. Dække over. Kog ved lav i 7 til 8 timer eller høj i 3 1/2 til 4 timer. Fjern kyllingen, hold den varm. Bland majsstivelse og vand, rør til juice i slowcooker/Crock Pot. kog over høj varme i 10 til 15 minutter eller indtil den er tyk. Smag til og server over ris.

Kylling med Nachocho ost

INGREDIENSER

- 4 til 6 udbenede, skindfri kyllingebryst
- 1 dåse (ca. 1 pund) tomater i tern i juice
- 1 dåse kondenseret nacho-ostsuppe
- 1 dåse (4 oz) grøn chili, hakket let
- Salt og peber efter smag

FORBEREDELSE

1. Kom alle ingredienser i en slowcooker/slow cooker. Læg låg på og lad det simre i 7 til 9 timer, eller indtil kyllingen er gennemstegt. Server med varme kogte ris.
2. Serverer 4 til 6.

Nancy's Easy Chicken

INGREDIENSER

- 1 dåse fløde-sellerisuppe
- 1 dåse fløde kyllingesuppe
- 2 dåser cheddarostsuppe
-

4-6 kyllingebryst kylling

FORBEREDELSE

1. Kom supper og kyllingebryst i slowcookeren. Læg låg på og lad det simre i 5 til 6 timer, eller indtil kyllingen er gennemstegt.

Slow Cooker Orange Kylling opskrift

INGREDIENSER

- 6 kyllingebrysthalvdele, udbenet og uden skind
- 1/2 tsk malet ingefær
- 1 tsk salt
- Peber
- 6 ounce frossen koncentreret appelsinjuice
- varme kogte ris
- 1 kop revet kokos
- 1 1/2 kop dåse appelsinsegmenter eller mandariner
-

4 grønne løg, hakket

FORBEREDELSE

1. Kombiner kylling, ingefær, salt, peber og frossen appelsinjuice i en langsom komfur. Dæk til og kog på LAVT i 6 timer. Anret kyllingen på en seng af varme kogte ris. Pynt med revet kokos, appelsinsegmenter og grønne løg.
2. For 6.

Paiges cremet kylling og ris, Slow Cooker

INGREDIENSER

- mør kylling (3 pr. person)
- flødeskumsuppe (1 dåse til 2-3 personer, 2 til 4-6 personer)
- Mrs. Grass løgsuppeblanding (1 pr. dåse suppe)
- 1 spsk olivenolie
- langkornet brune ris (1 kop pr. dåse suppe)
- 1 spsk hakket hel timian
- Salt og peber efter smag
- ønsket mængde broccolibuketter (valgfrit)
-

hakket rød peber (valgfrit)

FORBEREDELSE

1. Når du bruger brune ris, skal du bruge 2 1/4 kop væske for hver kop ris. Så tømmer jeg min dåse suppe i et målebæger og tilsætter vand (eller hvidvin) til 2 1/2 (ikke en tastefejl, du skal bruge det ekstra til løgsuppeblandingen). Varm olivenolien op i en stegepande og tilsæt risene, indtil de begynder at blive sprøde, men ikke brune. Dette vil gøre risene tykkere og hjælpe dem med at holde formen, mens de koger. Bland supper og andet vand, urter og krydderier.
2. Kombiner alle ingredienser (undtagen grøntsager) i gryden og kog ved høj temperatur i 4 til 6 timer eller 8 til 10 timer

ved lav temperatur. I løbet af de sidste 30-45 minutter tilsættes de grøntsager, du kan lide.

3. Paiges noter: Hun laver normalt aftensmad til os begge og endnu en frokost til mig. Det er også blevet en hyppig anmodning, når min udvidede familie samles på stranden i en uge. Nem at tilslutte, tag dit hår på stranden, og kom sulten hjem! Fremragende med croutoner og en frisk salat.

Paprika kylling med frikadeller

INGREDIENSER

- 6 udbenede, skindfrie kyllingebrysthalvdele
- 1/2 kop hakket løg
- 1 tsk. salt
- 1/2 tsk sort peber
- 1 spiseskefuld. Ungarsk sød paprika
- 1 kop hønsebouillon
- 8 ounce creme fraiche
- 1 spiseskefuld. majsstivelse eller mel.
-

Ravioli

- 3 store æg
- 1/3 kop vand
- 2 1/2 kop universalmel, ca. 11 oz.

FORBEREDELSE

1. Tilføj løg til slow cooker.
2. Tilsæt krydderier, kylling og hønsebouillon.
3. Dæk til og kog ved lav varme i 5 til 6 timer.
4. Kombiner creme fraiche og majsstivelse i en skål eller kop.
5. Rør i slow cooker og varm op.
6. Smag til og juster krydderier.
7. Server med frikadeller.

Ravioli: Pisk 3 æg; tilsæt 1/3 kop vand og 2 1/2 dl mel Pisk med en ske, indtil det er glat. Dyp teskeen i kogende saltet vand og kog indtil gnocchi stiger til overfladen, cirka 10 minutter.

For 6.

Pats cremet kylling

INGREDIENSER

- 4 til 6 udbenede, skindfri kyllingebryst
- 1/4 kop smeltet smør
- Salt og peber efter smag
- tørrede timianblade efter smag
- 1 fed hvidløg, hakket
- 1 dåse (10 1/2 ounce) fløde kyllingesuppe
- 8 ounce flødeost, i terninger, du kan bruge fedtfattig
- 1/2 kop hønsebouillon
- 1 kop hakket løg
-

1/2 kop hakket selleri

FORBEREDELSE

1. Læg kyllingebrystene i gryden.
2. Pensl kyllingen med smør og drys med salt og peber. Tilsæt krydderurter og andre ingredienser.
3. Dæk til og kog ved svag varme i 6-7 timer.

fersken kylling

INGREDIENSER

• 6 til 8 udbenet kyllingebryst

• 1 pakke tør gylden løgsuppe

• 3/4 kop ferskensyltetøj

• 1/4 kop russisk salatdressing

• 1 pakke (16 oz) ærter, søde ærter eller blandede orientalske grøntsager, optøet

FORBEREDELSE

1. Vask kylling og dup tør; anbring i slowcooker/Crock Pot. Tilsæt suppeblanding, konserves og krydderier. Rør for at kombinere. Kog ved lav varme i 6-8 timer eller ved høj varme i 3-4 timer. Tilsæt grøntsagerne (de kan hurtigt tøs op under varmt rindende vand) de sidste 30-60 minutter. Server over ris.
2. For 6.

Provincial kylling opskrift

INGREDIENSER

- 1 1/2 pund mør kylling, frossen
- 2 små zucchini i tern
- 1 dåse (4 ounce) skivede sorte oliven
- 1 spsk sherryeddike, hvidvinseddike eller balsamico
- 1 dåse hakkede tomater af god kvalitet (ca. 15 ounces)
- 1 dåse (10 oz) kyllingesuppe
- 2 tsk tørrede persilleflager
- 1 tsk tørret basilikum
- 1 spsk tørt hakket løg
- 1 kop revet cheddarost
- 2-3 spsk creme fraiche (valgfrit)
- varme nudler, ris eller pasta

FORBEREDELSE

1. Kombiner de første 9 ingredienser i en 3 1/2-quart (eller større) slow cooker/slow cooker. Dæk til og kog ved svag varme i 6-8 timer. Tilsæt ost og creme fraiche de sidste 15 minutter. Server over varme nudler, ris eller pasta.
2. Denne crockpot kylling opskrift serverer 4.

Rose-Marie røget kylling

INGREDIENSER

- 4 til 6 udbenede, skindfri kyllingebryst
- 1 spsk ekstra jomfru olivenolie
- 1 spsk smør
- 1 stort løg, skåret i skiver
- 12 ounces portobello eller kriminalsvampe, skåret i skiver
- grøntsager efter eget valg, 2 kopper skåret i skiver eller i tern •
- 1 dåse (10 3/4 ounce) kondenseret fløde med kyllingesuppe
- 1 dåse (10 3/4 ounce) kondenseret fløde med svampesuppe
- 1 dåse (10 3/4 ounce) kondenseret fransk løgsuppe
-

Friskkværnet sort peber

FORBEREDELSE

1. Opvarm olivenolie og smør i en stegepande eller stegepande over medium-høj varme. Skær kyllingen i små stykker og brun hurtigt i det varme fedtstof.
2. Fjern kyllingen fra panden, stil til side og steg løget, indtil det er blødt og let brunt. Tilsæt svampene og svits i yderligere 5 minutter.
3. Læg de skåret eller skåret grøntsager i bunden af gryden. Top med cirka halvdelen af svampe- og løgblandingen.

4. Top med den brunede kylling, derefter den resterende svampe- og løgblanding.
5. Tøm de tre dåser med kondenseret suppe i gryden. Kog, under omrøring, indtil det er varmt, og skrab eventuelle brunede stykker op fra bunden af gryden. Hæld varm suppeblanding over kyllingeblandingen i slow cooker.
6. Drys med friskkværnet sort peber.
7. Dæk til og kog på HIGH i 2 1/2-3 timer, eller indtil kyllingen er gennemstegt og grøntsagerne er møre. Eller kog retten i cirka 5-6 timer på LAV.
8. Server over kogte ris, pasta, kiks eller grøntsager.

Kylling i rustik stil med svampe og tomat

INGREDIENSER

• 1 til 1 1/2 pund udbenet kyllingebryst, skåret i 1-tommers strimler

• 1 spsk ægte baconstykker eller smuldret kogt bacon

• 1 dåse (14,5 oz) tomater i tern, drænet

• 1 dåse (15 ounce) artiskokhjerter, skåret i kvarte, drænet eller kogt fra frosne

• 1 dåse (4 oz) skivede svampe, drænet

• 1 pakke tør kyllingesauce (ca. 30 gram)

• 1/4 kop rødvin, såsom cabernet eller pinot noir

•

2 spsk dijonsennep

FORBEREDELSE

1. Kombiner alle ingredienser i en 3 1/2-quart eller større langsom komfur; bland for at kombinere. Dæk til og kog ved lav varme i 6 til 8 timer. Server over pasta eller ris.
2. Til 4 personer.

Sally's kylling med oliven

INGREDIENSER

- 4 udbenede, hudløse eller udbenede brysthalvdele
- 1/2 glas vin (rød eller hvid eller 1/4 glas hver)
- 1/4 kop olivenolie
- 1/4 kop rødvinseddike
- 1-2 spsk oregano
- 2 laurbærblade
- 4-6 fed hvidløg, knust
- 1/2 til 1 tsk friskkværnet peber
- 1 tsk salt
- 2 spsk kapers plus lidt juice
- 1/3-1/2 kop grønne oliven
-

1/3 kop mørk brun farin

FORBEREDELSE

1. Læg kyllingen i en gryde. Bland de resterende ingredienser; hæld over kylling. Kog ved svag varme i cirka 6-7 timer. Oliven er virkelig lækre efter at have kogt dem et stykke tid – de er lidt søde af farin og er bare lækre! Denne kylling kan også serveres kold.
2. Til 4 personer.

Kreolske rejer

INGREDIENSER

- 1 1/2 dl hakket selleri
- 1 1/4 kop hakket løg
- 1 kop hakket peber
- 1 dåse (8 oz.) tomatsauce
- 1 dåse hele hakkede tomater
- 1 fed hvidløg, hakket
- 1 tsk salt, eller efter smag
- 1/2 tsk kreolsk krydderi
- 1/4 tsk friskkværnet sort peber
- 6 dråber Tabasco, eller efter smag
- 1 til 1 1/2 pund rejer, udbenet og pillet

FORBEREDELSE

1. Bland alle ingredienser undtagen rejer. Kog i 3 til 4 timer på høj eller 6 til 8 timer på lav. Tilsæt rejerne i den sidste time af kogningen. Server over varme ris. Kylling, kanin eller hummer kan erstattes med rejer. Vitrokeramisk version, hvis du ikke har en lerkrukke. Svits selleri, løg og peberfrugt i olie eller smør, indtil de er møre. Tilsæt de øvrige ingredienser undtagen rejerne. Lad det simre i mindst 30 minutter til en time. Tilsæt rejerne (eller kogt kylling i tern eller andre skaldyr) og lad det simre i yderligere 30 minutter.
2. Dette er endnu bedre opvarmet næste dag.

søde og sure rejer

INGREDIENSER

- 1 pakke (6 ounce) frosne sneærtebælge
- 1 dåse (12 til 14 ounce) ananasstykker i juice
- 2 spsk majsstivelse
- 3 spsk granuleret sukker
- 1 kop hønsebouillon

Reserveret 1/2 kop ananasjuice

- 1 spsk sojasovs
- 1/2 tsk malet ingefær
- 1 pose (12 til 16 ounce) små til mellemstore frosne rejer, rensede og kogte
- 2 spsk cidereddike
- varme kogte ris

FORBEREDELSE

1. Læg ærtebælgene i et dørslag og kør koldt vand over dem, indtil de er delvist optøede, nok til at de let kan skilles ad. Dræn ananasen, behold 1/2 kop af saften. Læg ærtebælgene og den drænede ananas i slowcookeren. I en lille gryde piskes majsstivelse og sukker sammen; Tilsæt kyllingebouillon, reserveret ananasjuice, sojasauce og ingefær. Bring det i kog under omrøring og kog saucen i cirka 1 minut.
2. Saucen skal være tyk og klar. Bland forsigtigt saucen med ærtebælge og ananas. Dæk til og kog ved LAV varme i 3-5

timer. Tilføj optøede kogte rejer; fortsæt med at koge 30 minutter mere, indtil det er gennemvarmet. Tilsæt eddike og bland forsigtigt.

3. Server med varme kogte ris.

Tun Tagliatelle Gryde

INGREDIENSER

- 1/4 kop tør sherry
- 2/3 kop mælk
- 2 spsk persilleflager
- 10 ounce frosne ærter og gulerødder, omkring 1 1/2 til 2 kopper
- 2 dåser tun, drænet
- 1/4 tsk karry eller efter smag
- 10 ounce ægnudler, kogt indtil de er møre
-

2 smørskeer

FORBEREDELSE

1. I en stor skål kombineres cremet sellerisuppe, sherry, mælk, persilleflager, grønt, karrypulver og tun. Fold nudler; rør for at blande godt. Hæld blandingen i en generøst smurt slow cooker. Smør med smør. Dæk til og kog ved svag varme, 5 til 7 timer, indtil grøntsagerne er gennemstegte og spaghettien er mør.

Tunnudlegryde #2

INGREDIENSER

- 2 dåser fløde selleri
- 1/3 kop hønsebouillon
- 2/3 kop mælk
- 2 spsk tørrede persilleflager
- 1 pakke (10 oz) frosne ærter, optøet
- 2 dåser tun, 7 ounce hver, drænet
- 10 ounce mellemstore ægnudler, kogt indtil de er møre
- 3 spiseskefulde smurt brødkrummer eller kartoffelchips

FORBEREDELSE

1. Smør bunden og siderne af slow cooker-indsatsen (en 4- til 5-quart slow cooker). I en stor skål kombineres suppe, kyllingebouillon, mælk, persille, grøntsager og tun. Tilsæt de kogte nudler. Hæld blandingen i den forberedte slow cooker. Top med smurt brødkrummer eller kartoffelchips. Dæk til og kog på LAV i 5-6 timer. Serverer 4 til 6.

Tunsalatgryde

INGREDIENSER

- 2 dåser tun, drænet og strimlet
- 1 dåse fløde selleri
- 4 hårdkogte æg, hakket
- 1 kop hakket selleri
- 1/2 kop mayonnaise
- 1/4 tsk peber
- 1 1/2 dl kartoffelmos

FORBEREDELSE

1. Smør slowcookeren eller spray med nonstick-spray. Kombiner alle ingredienser undtagen 1/4 kop chips; bland godt. Hæld i den forberedte slow cooker.
2. Top med de resterende pommes frites.
3. Dæk til og kog på LAV i 4-6 timer.

1.

Milton Keynes UK
Ingram Content Group UK Ltd.
UKHW020241221123
432980UK00016B/1090

9 781835 798720